在宅ケアのつながる力

秋山正子

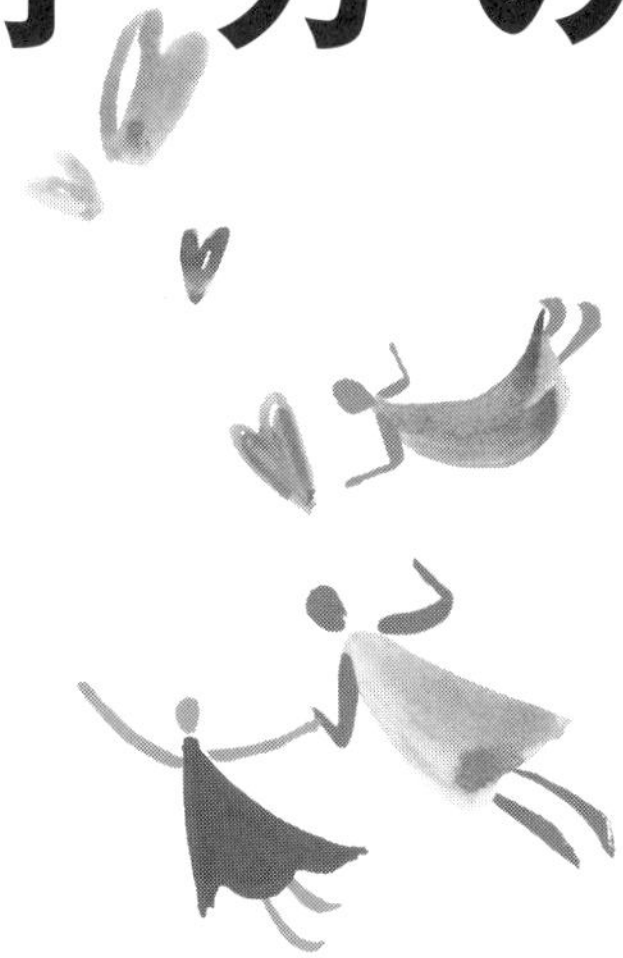

医学書院

プロローグ――「不思議な力」から「つながる力」へ

私にとって初めての単著『在宅ケアの不思議な力』が出版されたのは、二〇一〇年二月のことでした。

「三〇年後の医療の姿を考える会」第四回市民公開シンポジウムの会場で紹介されたこの本に、私は訪問看護師になったきっかけ、出会った人たちのこと、グリーフケアについて、そしてケアがもつ力について書きました。私は子育てをしながら訪問看護の仕事を続けてきましたので、現在、子育てをしながらがんばっている訪問看護師たちに、「いろんなことがあって大変でも、あとになったら自分育てになっているよ」と、応援メッセージの気持ちもこめました。

その後三月に、NHKの番組「プロフェッショナル 仕事の流儀」に「訪問看護師秋山正子」として紹介され、多くの方々からメールや手紙で感想をいただきました。放映中にNHKあてに感想をくださった女性からのメールは、「経済不況のなか、仕事が見つからず気力が落ちていたが、この番組を見ていたら、なんだか無性に涙がこぼれてきて、生きる希望がわいてきました」という内容でした。「どんなときでもいのちは輝く」のフレーズと、その内容をとらえた映像、在宅療養者の姿や笑顔が、この方の希望につながったのではないかと思えました。

番組全体を通して見たのは私も放映の日が初めてで、いろいろな思いがわきあがり落ち着いて見ることはできませんでした。「この姿で、多くの訪問看護の仲間の代弁ができているだろうか?」と、取材を受けた者としての責任も感じました。

放送後に寄せられた仲間からの反応は、「いつもの姿を見せてくれてよかった」「看護の原点が映っていると思うので、看護教育のなかで、看護師の卵たちに見せたい」というような好意的なものが多くホッとしました。

ただ、映像を通して伝わる内容には、それなりの力がありますが、全てを伝えられるわけではありません。過分すぎる評価や、「なんだ、あの程度か」といった評価まで、両極端に分かれます。そういった意味で、映像よりも文字で伝えられる内容はじっくりと読み手に伝わり共感を呼ぶことが、『在宅ケアの不思議な力』を読んでくださった皆さんの反応からわかりました。

それからの一年、各地から呼んでいただく機会が増え、できる限り時間をつくって出向き、皆さんの活動に触れてきました。

埼玉県八潮市の介護者家族会「ひかりネットワーク」の皆さんが、「校長先生が教育委員会に働きかけ、中学三年生も一緒に聞けるようにしている」「地域で活動する介護職の方にも呼びかけている」ので来てほしいと、熱心に連絡をくださいました。うかがってみてびっくり。中学生と一般の方々が交互に、体育館いっぱいに座っています。訪問看護を通じて実感している「どんなときでもいのちは輝く」というテーマでお話ししました。会の終了後、地元の世話役のお一人が、「この頃の中学生は、なんだか怖いような気がしていたけれど、前後に並んで、一緒に話を聞いてみたら、素直な子どもたちとわかり、かわいくなった」と話されました。このような機会が、お互いの理解を深め、絆を深めるのに少しでも役に立ったのかなと思えたのでした。

後日、「在宅ケアというものがあることを初めて知った」「将来福祉の分野に進みたいと思う」といった感想が掲載された学校新聞が届き、中学生たちも興味深く聞いてくれたことがわかりました。

岩手や名古屋、南鹿児島にもうかがい、新たなつながりに発展していきました。

島根県出雲市の大社町鷺浦《さぎうら》にある鵜鷺《うさぎ》小学校にうかがったときは、小学校一年生から六年生まで全校生徒九人、その後ろに地元の方々が総勢九〇人、そしてこの鵜鷺ツアーに興味を示した仲間が東京のみならず金沢や秋田からも合流し、何ともすてきな会になりました。本書の二～一一ページにありますのでお読みください。

在宅ケアの現場は〝それぞれの人生に寄り添いながらご本人やご家族の力を引き出し、生活の場に必要なケアを届け、ともに考え続ける〟というところに原点があります。多くの人や地域の資源・組織とつながっていくことが求められます。そのつながっていく先をたどっていくと、点と点が線になり、面をつくり、それが地域を越えてつながっていき、立体となっていくのが見えます。行く先々で、この不思議な広がりを実感することができました。

これまでは、看護も介護も、個別の患者さん・利用者さんへの対応が主でした。しかし在宅ケアの現場では、その個別の方への対応を超えて、かかわる人たちがつながっていかなければ、よいケアはできないのです。これは「在宅ケアはチームケアが原則」と実感した私の原体験にも通じています。

そういう意味で、自分たちの経験を発信しながら、つながっていく、「つながりましょうよ」と声をかけていく、その努力が、在宅ケアの魅力をさらに深め、質の向上につながっていくことを伝えていかないといけないなあと、感じ始めました。

つながった結果「健やかに暮らし、安心して逝ける」まちづくりが生まれ、発展していけると確信しています。

いのちはつながっている。いのちはリレーされ、新しいいのちの息吹になり、育って、実って、人生を終えていきながら、そこにまたつながって生きる人々がいる。

その「いのちを支える」のが、在宅ケアの仕事。「いのちを救う」ことで精いっぱいの医療のなかで、病や老いとともに生きることを支えるために多くの人とつながって、大きな力を生み出していきたいと、心から願ってやみません。

CONTENTS

第二章　地域に暮らし、地域をつなぐ

第三章　やさしく自由にケアしたい

第四章　健やかに暮らし、安心して逝くために

表紙・扉デザイン：川崎由美子
本文デザイン：菅谷貫太郎

第一章　いのちの輝きに気がつこう

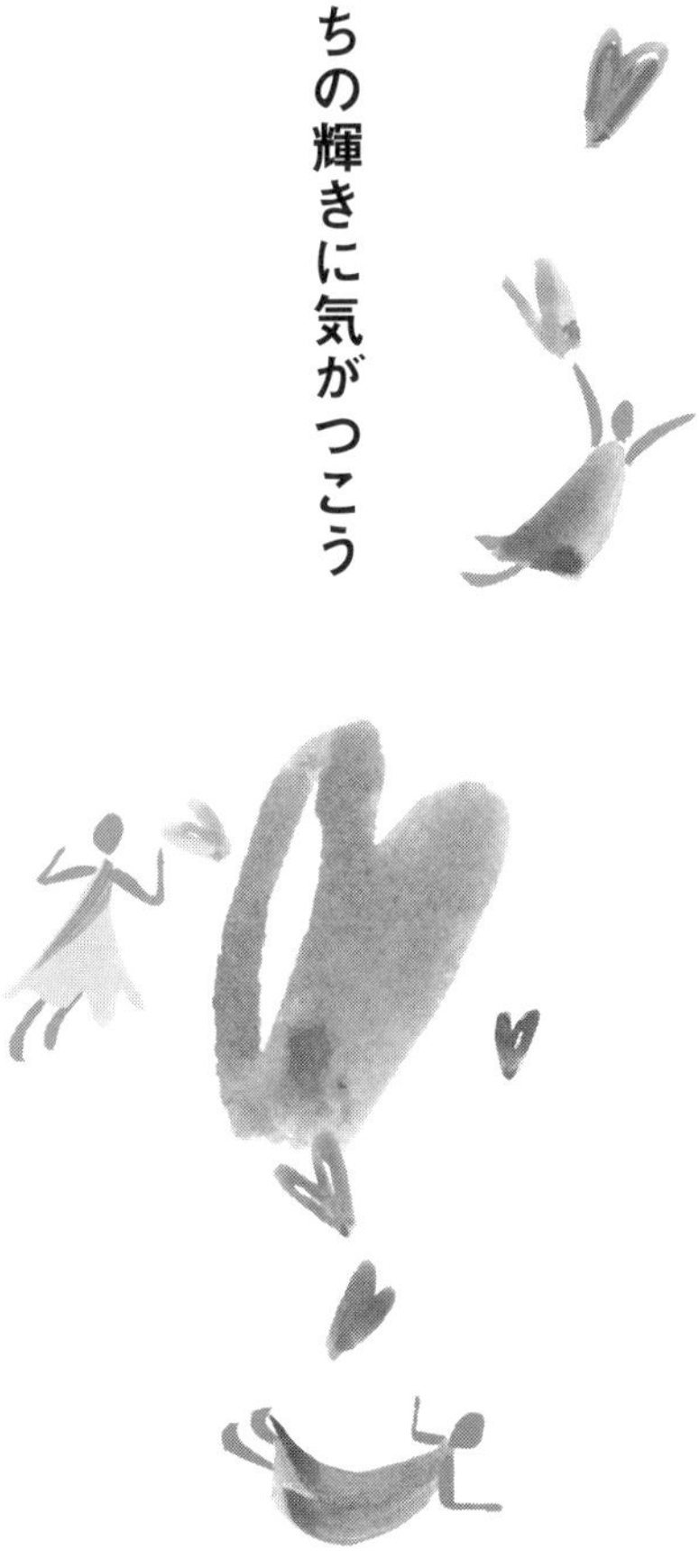

小学校にて、子どもたちとの対話

全校生徒九人の願いに応えて

夏の初め、私は島根県出雲市大社町鷺浦《さぎうら》という所に出かけました。約五〇世帯ほどが住む鷺浦は、日本海に突き出た出雲半島の南端近く、ここにある鵜鷺《うさぎ》小学校の全校生徒九人に会うためです。

この小学校の出身である順天堂大学教授の樋野興夫先生（病理学者・「がん哲学外来」で最近あちこちに呼ばれている医師）と、鵜鷺小学校校長の藤原恵子先生との交流から、二〇一〇年三月に放映されたＮＨＫの「プロフェッショナル　仕事の流儀」に取り上げられた「訪問看護師の秋山正子さんに会いたい」という子どもたちの願いに応えて実現した企画です。

私は翌日から鳥取で行なわれる「第一八回日本ホスピス・在宅ケア研究会」（大会長は徳永進先生、テーマは「いのちのおわりにみみをすます」）に参加する予定でしたので、その一日前に出雲に寄って、それから鳥取に向かおうと、そんなふうに考えたのです。

軽い気持ちからの話でした。ところがこの「うさぎツアー」に、「三〇年後の医療の姿を考える会」の仲間たちがエラく反応しました。あっという間に同行者は一〇人を超えることとなり、秋田・金沢・東京から出雲空港に集合して、レンタカーを借りて鷺浦まで行く計画となりました。

木造の校舎、広い校庭、どこまでも広がる青空

ワゴン車二台に分乗しての一行は、まず縁結びの神様の出雲大社前で止まって、遠目で参拝。そこから峠を越えて、日本海側へ抜けました。走ること二時間、遠くに日御碕《ひのみさき》灯台が見える入り組んだ海岸沿いから上がった高台に、小学校が見えてきました。

鵜鷺小学校の木造の校舎、広い校庭は、私たちの子ども時代（約五〇年前）の風景そのままでした。校庭に立って見上げると、木々の緑に包まれて頭上にはどこまでも広がる青空がありました。時間の流れが急にゆっくりになったような感覚にとらわれ

ました。

近くの訪問看護ステーションを誘って

実はお誘いをいただいたとき、「秋山が東京から出かけて行って訪問看護師の仕事を紹介しても、子どもたちの身近に訪問看護師がいなかったら、訪問看護ステーションがなかったら、絵に描いた餅になるなあ」と思いました。そこで鷺浦に比較的近い所にステーションがないだろうかと探し、どのくらい離れているのかがしっかりとわからないままに、NPO法人訪問看護ステーションほほえみ(出雲市平田町)に電話をかけてみました。すると所長の渡部久美子さんとつながり、渡部さんはこちらの訪問の意図を汲みとって、一三か所ある出雲市内の訪問看護ステーションに声をかけてくださいました。

金曜日の午後は、どのステーションも訪問で手一杯になる時間帯です。そのことはよくわかっているので、「無理でなかったら……」というお願いをしておきました。

「どんなときでもいのちは輝く」をテーマに

交流会の会場は体育館でした。鵜鷺小学校の全校生徒は九名です。ですが、体育館にはなんと一〇〇名近くの人が、今や遅しと、私たち一行を待ち受けていたのです。小学校の元職員であった方々、PTAの方々、島根県立大学の看護学生たち、出雲市の教育委員会の方々など、たくさんの顔が並んでいました。

生徒たちにわかりやすいようにと、自分がどうして看護師になったか、それから訪問看護師になった理由や、訪問看護師の仕事について、春に放映された「プロフェッショナル　仕事の流儀」の録画を一部上映しながら話しました。

テーマは「どんなときでもいのちは輝く」としました。今、生きているいのちの輝きに気がつこう、そしていのちを大事にしながら、他の人のいのちの輝きにも気がつけるようになろう、お年寄りの話も聞いてみよう、という内容の講演となりました。

最後に子どもたちからの質問も受けました。この日のために、いろいろ下調べをし、九人の生徒それぞれが質問を準備して待っていてくれたのです。以下にそのやり取りを再現します。

・一日にあんなに多くの家を訪問されて、家に帰ってきて疲れないんですか？（六年

男子）

（テレビでは）ギューッとまとめているので、本当のところは大体一日に四軒ぐらいだから、大丈夫ですよ。ときどき疲れますけど、大丈夫です。

・どんなときに、この仕事をしていてよかったと思いますか？（六年男子）

（テレビを）見てもらって、少し出てきましたけど、患者さん——利用者さんというんですけど、利用者の方たちが、いい笑顔をしたり、例えば便秘だったのがお通じが出てすっきりして、「ああよかった！」という、その笑顔を見るときが一番うれしいです。

・秋山さんの夢は何ですか？（六年女子）

訪問看護師がたくさん増えたらいいなあと思っているのが、ひとつの夢です。それから、がんの患者さんと家族の相談支援の新しいセンター、イギリスでつくられているマギーズセンターというものですけど、それを日本にもぜひつくりたいというのが夢です。

・秋山さんは、どんな思いで訪問看護をしているんですか？（五年女子）

きょうはどうしているかなあ、きょうは大丈夫かなあって、まずは心配しながら「こんにちは！」ってお家を訪ねていきます。そして、いろんな話をしたり、お世話をしたりして出るときに、「こんにちは！」って入っていったときに見たお顔よりも少し和らいだり笑顔が出たりすると、うれしいなと思いながら「では、また」と言ってドアを閉めて、出ていきます。

・一番大変な病気は何ですか？（四年女子）

そうですねえ、難しい質問かもしれないですね。ええと、病気っていうよりも一番大変な状態というのは、その人がとっても元気をなくして気持ちが沈んでしまって、何をしても前向きになれないっていうときに、その人の元の病気もぐっと悪くなるので、そういうときにかかわるっていうのがとても大変です。

病気一つひとつは、いろんな状態があるので、たとえばとっても重い病気で人工呼吸器をつけていたり、重症な容態の人もいます。それでも毎日なんとか楽しみながら生きている。

でも、病気自体はそれほど大変じゃないのだけど、とっても気持ちが沈んで、何をするのも、ご飯を食べるのも外へ出るのも嫌になっている人もいて、そういう状態を改善していくのが、とっても大変なのです。

・秋山さんは訪問看護師になって、今どう思っていますか？（三年女子）
私は、とってもよかったなと思っています。私は自分のお姉さんが病気をしたことから、これからは訪問看護という仕事が大切だなと考えてこの仕事につきましたので、今、この仕事ができてよかったなって思います。

・どの時期が一番大変ですか？（三年男子）
暑い日も寒い日も、雪の日も嵐の日も、お約束した時間には行かないといけないので、大嵐とか台風とか、そういうときはちょっと大変です。でも、皆で協力しあって訪問に出かけます。

・なんで秋山正子さんは人の気持ちがわかるんですか？（二年男子）
全部わかっているかどうか、本当のところは自信がないのだけれども、「どんなことを考えてる人なのかな」「どんなことを今感じてるかな」「どんなことを思っているかな」ということを一生懸命感じようと思って、その人の思いに寄り添って、近づこうというふうに努力をするということで、そういう努力をすることで、人の気持ちがわかるようになるかなあと思っています。

・私たちは動物のお世話をしていて、すぐに死んじゃうことがあるけど、秋山さんは

上手にお世話をされるので、どんなことに気をつけておられるのですか？（一年女子）

一生懸命お世話をしても死んじゃうこともあるのよね。それぞれの人のいのちの終わり方っていろいろあって、とっても元気にしてて二、三日でストンと亡くなる方もいらっしゃるし、ずっとじりじりじりじりと弱っていって亡くなる方もいらっしゃる。

お口のなかがきれいになってお水が少しずつでも飲めるようにとか、身体の痛いところがないように身体の向きをかえたり、身体をきれいに拭いたり、お通じがたまっているととても苦しいのでそれを出してあげたり、それから痛みが強いときは必要なお薬を使ったりしながら、なるべく苦しいことがないように、それを取り除くようにお世話をします。でも、あっという間にいのちが終わってしまう方もいらして、そのときは、そのことにびっくりしているご家族を一生懸命慰めます。

皆もお世話をしている動物が死んでしまうことがあるかもしれないけど、悲しい気持ちは皆と分かちあって、寂しい思いを乗り越えていけるように、皆といろんなこと話し合ったらいいかなあと思います。答えになったかな？

子どもたち一人ひとりの表情が豊かで、本当にこちらが癒されるひと時でした。写

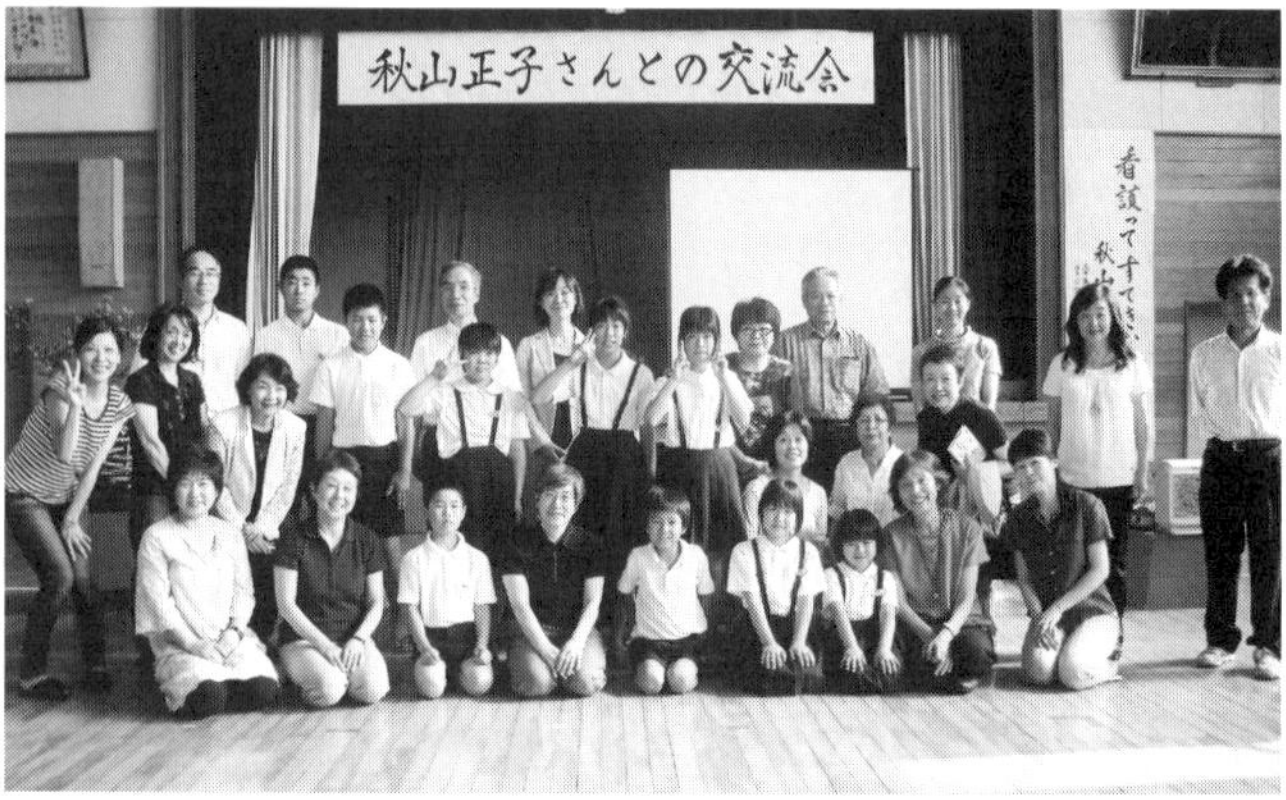

鵜鷺小学校の子どもたちと

真で、その雰囲気をお伝えできればと思います。

会場には訪問看護ステーションほほえみの渡部所長と、訪問看護ステーション愛の徳島敏枝所長が来てくださいました。講演のあとで、お二人を会場の皆さんにご紹介し、ご挨拶もしていただきました。

渡部さんは後日「地域の方々との交流の機会がこれまであまりなく、それに初めて行った場所で、しかも地域の人が大勢集まっている所に参加して、新鮮な気持ちと、しっかりした素朴な子どもたちに感動しました」というお礼のメールをくださいました。

多くの訪問看護ステーションが地域にあって、毎日訪問看護をしているのになかなか周知されない。このことをとても残念に思っていましたが、こちらから知ってもらえるような働きかけとして、このような機会はとても大事なことだと思いました。

夏休みの終わり、鵜鷺小学校の一年生から感想文が届きました。

「あき山まさこさん　このあいだは、わたしたちのために、とおいい《ママ》ところからきてくれて、たくさんのおはなしをしてくださってありがとうございました。わたしも大きくなったらあき山さんのようにこまった人のやくにたてるしごとができるようにがんばりたいです」

なんだか涙が出てきます。この文章から、私のほうが元気をもらいました。

利用者さんのことがとても気にかかる

あるステーションからの相談

ある訪問看護ステーションで、「困難に感じている」というケースの、相談にのりました。

老衰の高齢者への訪問看護です。ご家族は「何もしてくれるな」と言うけれども、医療的なことで改善が見込める状態（感染症の症状が出ているので抗生物質を、という程度ではありますが）なので、ケアを含めて積極的にかかわったそうです。

・「訪問看護は来なくていい」と言われた

そうしたら、主介護者のお嫁さんから、「家族でケアができるから、訪問看護はしばらく来なくていい」と言われて、ショックだったとのこと。実はこの間、訪問する度に、お嫁さんの表情が硬くなっていくのを、看護師は気がついていましたが、それがなぜなのかはわからなくて気になっていたのです。

「必要なときはいつでも電話をくださいね」とお話しして、訪問看護はいったん中止となりました。でもその高齢の利用者さんはすでに危篤が近い状態でもあり、訪問看護師たちは心配しながら、ご家族からの連絡を待っていました。電話はかかってこないかもしれない。でもその利用者さんのことがとても気にかかる。ならば通りすがりに寄ってみようか、こちらから思い切って電話をしようかと迷っていました。

そんなある日、介護者のお嫁さんから「痰が絡んで苦しそうだから来てください」

・「苦しそうだから来てください」

と電話が入りました。

すぐ訪問すると、いよいよの状態になっていて、お嫁さんは看護師に一生懸命介護方法などを聞いてきて、一緒に看取ろうとする姿勢です。訪問看護師は、訪問を拒否されたと心配してあれこれ迷っていたので、ちょっと拍子抜けした思いになりながら、その翌日、穏やかに亡くなられるところを、支援できたのです。

その後、このお嫁さんご夫婦は、ステーション事務所を訪ねて来られ、「あれでよかった。本人もそのように望んでいたから、自宅で看取ることができてよかった。お世話になりました」と感謝されたそうです。

・「本当にあれでよかったの？」

しかし、担当の看護師たちの気持ちがすっきりしません。「私たちは訪問できなくて何もしていなかったのに、本当にあれでよかったの？」「なんとか最期には間にあって支援できたけれど、ずっと継続して入っていればもっとできることがあったのに」という思いです。

リョウスケさんのこと

この相談を受けて私は、訪問看護師になりたての頃に担当した、リョウスケさんのことをふっと思い出しました。

リョウスケさんは八七歳。認知症があり、ひどい便秘で、病院に連れて行こうにも、連れて行けずに、「家族では対応しきれないから」と在宅支援センターに相談があり、往診医の紹介とともに訪問看護が開始になった方でした。

お風呂は、足が立たなくなるからと、家族の介助だけでは入れられない。認知症のために仏壇のろうそくを食べてしまったりする。尿も失禁状態です。「本当に困っているんです」という主介護者であるお嫁さんの話に、大声を出すわけでもなく、好々爺のようなリョウスケさんの笑顔が何とも物悲しく見えたのは、こちらの価値観からの一方的な見方だったのでしょうか？

・「家族ではできないことを見てもらいたい」

ご家族にしてみたら、まず、便秘を何とかしてほしい。家族では入れられないお風呂も面倒見てもらいたい。時折尿がひどくにおうし、膀胱炎でも起こしているんじゃないだろうか？　そういった全身の健康状態を見てほしい、という希望でした。

このリョウスケさん、大きな炭問屋に丁稚奉公で入り、その実直さで婿養子になったという方でした。耳が遠くて、なかなか会話になりませんが、ケアをしながらうかがうと、昔のことを話してくれました。この界隈にある武家の下屋敷には、戦前はお殿様の末裔や、お姫様・奥方様が住んでいて、そこに炭を納めに行くときは通行手形が必要だったという話やら、そこの奥方様は蛇を飼っていて、炭を納めに行くと、蛇が廊下を這っていて怖かった話など、遠くを眺める目をしながらの語り口が思い出されます。

後日、新宿歴史博物館の学芸員の方にこの話をしましたら、蛇の話は当時の記録にちゃんと残っているということでした。

・もっとできることがありそうなのに

リョウスケさんのお宅には大きなゴールデンレトリバーが飼われていて、その大型犬は、一週間に一回は専門の美容院で二万円をかけて、トリミングを受けていました。リョウスケさんのケアにも、訪問看護が同じく週一回入りました。全体の身体観察をして、頑固な便秘に対しては、カチカチになった便を摘便してかき出し、時には浣腸します。その後、足が上がりにくく血圧も変動しやすいのを注意しながら入浴介助をし、お風呂上がりには一週間伸び放題の髭をそり、爪を切り、更衣をしてサッパリしてもらう。水分補給のお茶を飲んでもらい、超特急の一時間です。

担当した私としてはリョウスケさんがもっと楽になるはずと、下剤の調整を提案しても、「だらだら出ると困るのよね」とお嫁さんに却下されてしまいます。せめて、訪問看護を週二回にしたら本人の負担も少なくなるし、もっと体調も整うはずとの提案も、「これで十分、私もいろいろ忙しいから」と言われて却下。

リョウスケさんのケアが終わるたびに私は、外へ出てため息をつき、あの犬が二万円もかけてきれいにしてもらっているのに、何でリョウスケさんは駄目なのかと腹立たしく思いつつ、一年近く訪問看護に通いました。

•「自分ほど幸せな者はいない……」この笑顔を維持できるケアをと決心

そんなある日、いつものように入浴介助をして、浴室の小さな窓から青空が見えるのをリョウスケさんと眺めながら、私は「気持ちいいですか？」と声をかけました。するとリョウスケさんは、「自分ほど、幸せな者はいない。近所の人は皆死んでしまったり、遠くへ行ってしまったりして、いなくなった。同じ所にこうしていられるのは本当に幸せだ。嫁もうまいものをつくって食べさせてくれる。自分は本当に幸せ者だ」とニコニコ笑顔で湯気のなかで言うのです。

私はハッとしました。「この方は、介護放棄されているに近いし、飼い犬のほうがずっと待遇もよくて気の毒だ」と思っていたのは、私の価値判断から来ているんだ、とその言葉で思い知らされたのです。それからは「このリョウスケさんの笑顔を維持でき、穏やかに亡くなられるところまで看護ケアを続けよう」と決心しました。

•「自宅で看取れて本当によかった」

その後、お嫁さんから「耳が遠くて、ちっともこちらの言うことを聞かない。いくら言ってもおしっこをもらすからいやになる」「早く施設を探してほしい」と言われた時期もありました。ところが、施設の申し込みを済ませ、リョウスケさんの順番が回ってきたときに、お嫁さんは「このままみれるから」と、施設入所をキャンセルしたのです。

そして、リョウスケさんは少し風邪をこじらせて肺炎症状になって、それからまた少しよくなりましたが、それでも九二歳となっていましたから弱っていたのだと思います。あまり寝込まずに、眠るように亡くなっていかれました。

「自宅で看取れて本当によかった」と、お嫁さんはその後、シルバー人材センターに登録し、自分でできる家事援助などのボランティアを始めました。そしてあちこちで在宅での看取りの経験を話してくださり、「彼女から聞いたのだけど……」と、訪問看護の申し込みが入ることもあります。

中心にいるのは、本人と家族

このリョウスケさんの経緯を、相談のあったステーションの方にお話ししました。

中心にいるのは、本人と家族。私たちは専門職として「こうあったほうがよい」「こうしたらよくなる」ということもたくさんありますが、それを強く出すと、ご本人やご家族から予想外の反発が返ってくることがあります。そのご家庭ではできないことや、受け入れられない事情もあるのでしょう。誰でも、誰かの言いなりになるのは嫌なものです。

患者さんやご家族と話し合って、こちらも主張しながら、折り合いをつけていくのは意外に難しいことです。お互いに適当なバランスを保ちつつ、つながり続けることが大切なのだと思います。

はたして自分は役に立っているのだろうか？

新入スタッフの悩み

ステーションに入職して二か月目のスタッフの悩みを聞きました。在宅ホスピス専門クリニック付属の訪問看護部門で二年半の経験があり、がん性疼痛認定コースも修了した人です。

「在宅ケアにはとても魅力があると思っていました。ただ、以前はクリニックからの訪問であり、医師との連絡はとりやすく、使える薬も多くて、必要な医療の出前がすぐにできていたんです。ところが白十字訪問看護ステーションからの訪問は、丸腰というか何にも手だてがないような状態で訪問し、訪問したからといってそこで結果がすぐに出せない。患者さんの様子も、何も変化がないように感じられて、自分が役に立っているのかどうか、落ち込んでしまうことがよくあるんです」。そして前の職場では、薬がすぐに使えることで「鎧《よろい》を着ていたような気がする」とも言っていました。

・患者さんが自己決定できるよう、力を引き出す

彼女の前の職場である訪問看護部門は、がん専門病院から「もう治療の手だてがないから」と自宅退院で丸投げされ、戸惑いの極致にある患者・家族が、藁《わら》にもすがる思いでつながってきます。そして訪問看護師としては〝家で亡くなるための医療〟を段取りよく行なうと感謝され、よい仕事をしてきたと思っていた。

〝患者さんの自己決定を支える〟とか〝その人の力を引き出す〟などと考えたこともなかった。今はそういうことを含めた看護ケアそのものを問われ、「自信をなくしかけているんです……」と。

・患者さんと家族が主人公

私は、気持ちを素直に表出してくれたスタッフに心から感謝しました。

これまで急性期病棟から在宅看護に移ってきた看護師が定着できず、ステーションの管理者として離職を止められなかった忸怩《じくじ》たる現実があります。彼女の話してくれたことのなかに、在宅ケアの現場についての認識のズレを理解し、ズレを埋めるヒントがあるのではないかと気がついたのです。

患者さんと家族が主人公の在宅ケアは、ある意味、本人や家族の自己責任に負うと

ころが大きく、訪問看護師がケアに入る場合は、看護師が帰ったあとの時間も安心して患者さんと家族が暮らせるように工夫をこらします。訪問看護の仕事は、あちこちと連携しながら、介護者を含めてセルフケアができるようにエンパワメントすることまでが、ケアに含まれます。訪問して短時間で答えが出るものではないのです。

ここの特徴をきちんと表現していくことで、在宅ケアの魅力が理解され広まるのではないかと考えます。在宅看護は、病院で行なっている看護を応用するだけでは、無理なんですね。

悩みながら自分の言葉で表現してくれたスタッフの戸惑い・ゆらぎのなかから見えてくるものの重大性を思いました。

それにしても、患者・家族が「医療に見放された」「病院から追い出された」と感じてしまうような退院自体に、かなりの問題があると思います。「藁にもすがるような思い」ではなく、落ち着いて訪問看護ステーションにつながってほしいものです。

在宅での看取りから一三年後のお礼

がんの姑さんを自宅で看取ったお嫁さんに、久しぶりに街角でばったり出会い、こんな言葉をいただきました。

「実はね、最近は家族を亡くされた方を慰めるほうに回ることが多いんですよ。けれど、確か、自分が姑を亡くしたときには、秋山さんに『看護学生に経験談を話してほしい』と声をかけられ、話しに行ったことを思い出したの。あれは、私にグリーフケア（大切な人を亡くした人がその死別に伴う苦痛や環境変化などを受け入れようとするのを支援すること）をしてくれていたのね。今頃になってそのことに気がついて、お礼を言いたいと思っていたのよ」と。

一三年が過ぎて、そのことに気がついて、こうしてフィードバックしてくれたこの方の心に触れ、私は訪問看護をしていてよかったと、心底うれしく思いました。

「どうぞご家族でゆっくりとお別れの時間をもってください」

ＳＬＥ（全身性エリテマトーデス）と間質性肺炎などがあって、危篤状態となった方（九〇歳）のご家族から、「呼吸が止まりそうです」と電話で緊急コールがありました。

その電話を受けて、ずっとこのご家族にかかわってきた若いスタッフは「どうぞご家族でゆっくりとお別れの時間をもってください。後ほどうかがいます」と答えました。

あとでご家族から「あのひと言がありがたかった。家族皆で、最後のひと息が止まるのを見届けることができました」と、感謝の言葉をいただきました。

ステーションのケースカンファレンスのときに、この感謝の言葉をスタッフ皆に伝えました。まだ三〇代の看護師たちが、経験を積むうちに人々の信頼に応えられるようになっていくのを見るのは、何にもましてうれしいことです。

コミュニケーションに極意はある?

プロの「隣のおばさん」になろう

「プロフェッショナル　仕事の流儀」に取り上げていただいたときに、「隣のおばさんになる」というタイトルが最初に出ました。私が何気なしに使った言葉がディレクターにはとても新鮮に響いていたようです。画面にその一行が映し出されたとき、私は「看護は専門性を追求しているのに、この表現は何?」というクレームが来ないかと、ひやひやしました。

でも、「隣のおばさんになる」がポーンと画面に広がったことで、在宅ケアのコミュニケーションにはとても大事な要素があるのだと、私自身が気づかされることにもなりました。訪問看護ではごくごく普通の会話をしながら、しかし看護師としての関心の深い事柄にも触れ、さらにそこから相手の方が胸を開いて話しだしてくれるのを受け止めるようにして、会話が進んでいきます。番組でもその様子が放映されました。

「あなたの存在を肯定していますよ」

六月に訪問看護師を対象とした在宅ターミナルケア研修の最後に、高齢の利用者さんやご家族とのコミュニケーションについての質問がありました。

「九二歳の母親を介護している七〇歳の娘さんとの会話がスムーズに進められず、本音の部分になかなか迫れないのです。看護師の自分との年齢差を埋められません。何とかしたいのですが、どうしたら上手に会話できるようになるのでしょうか？」というのです。

私は、自分の訪問のときを思い出しながら答えました。

その日の天気や、相手の方の洋服や持ち物、室内のちょっとした変化などに気づいて話題にすることは、誰もがしていることでしょう。そこをさらに、「あなたに関心をもっていますよ、あなたの存在のすべてを肯定していますよ、あなたのことをもっと知りたいと思っていますよ」と意識して、もう一歩近づく、と言ったらいいでしょうか。感性豊かにイマジネーションをふくらませて向き合うことが、求められているように思います。

母親のベッドサイドで細々《こまごま》と気を配っている娘さんの日常に思いをめぐらせてみる

と、一人で介護することの不安、喜び、日常の困り事など、気づけることは多くあるのではないでしょうか。

これで質問の答えになったかどうか、気になりながら会場をあとにし、さてどうやって感性を豊かにしたらよいか、帰りの電車で考え続けました。

職場に戻り、この質問について話したところ、若いスタッフは意外にも「訪問先で話の糸口が見つからなくてつらい、という話はよく聞きますね」「真面目一筋で、病院勤めの長い優秀な看護師は、在宅ケアの場で話題に困ると言う人が多いようですよ」とのこと。

そこに、在宅ケアのコミュニケーションの特徴があると思いあたりました。

専門性（力）と人間性（力）の化学反応

「隣のおばさんになる」という意味も、ここに通じていく気がします。「プロフェッショナル」の司会者・茂木健一郎さんは、「専門性（力）と人間性（力）の化学反応を起こしたのが秋山だ」と、ブログに書いてくださいました。

今まで利用者さんやご家族に向き合うとき、イマジネーションを最大限に細心に働かせるのは当たり前と思ってしていたことに、改めて気がつきます。病気の話だけしかしない看護師も寂しいなあ。しかもそれが真面目で優秀な人たちだとすると、何を優秀な看護とみるのか、看護基礎教育から考え直さねば！

「訪問看護は専門性も人間性も、どちらも要求される仕事である」と、一人の訪問看護師に質問されたことから、気づかせてもらったのです。

美容院で隣り合わせた方との会話から

美容院で隣り合わせた女性（七〇代）から、ご自分の病気のことをお聞きしました。「歯肉からのがんで、右の下顎骨も削り、頬の内部も口腔外科で手術して取ったのよ……」。馴染みの美容師さんが「秋山さんは看護師だから聞いてみたら？」と水を向けたのがきっかけでした。

その方は、固いものは食べられません。でも医師から、「そろそろ噛んでもいい」と言われて食べてみたら、細く削った下顎骨が骨折してしまって食べられなくなった。そのときに「もう手術はできないので、熱が出たり化膿したら、病院に来てください」と言われてしまったそうです。

「これは一般論ですが」と断りながら、私はいろいろお話ししました。骨は折れたところにもよるけれども、力をかけすぎないようにして、栄養不足や口腔衛生に気をつけていたら、熱や化膿は予防できること。時間がある程度かかるかもしれないが、自然治癒の力で仮骨がつくられていくこと。

そして、その方が食べやすい食事を工夫し、口腔衛生に気をつけて暮らしていることをうかがって、その努力を賞賛しました。顔の左右差があまりないように、気をつけて手術をしてもらっていることについても、「上手な先生に執刀してもらったのではないですか」と率直な感想を言いました。

私たちの話の間も、美容師さんの手は休むことがありません。髪がきれいにセットされた女性は、「よくわかりました。私はずっと、こういった説明が聞きたかったんです」と話されました。私の髪のカットも終わりました。

生活に即してプラスのメッセージを

私はそのときうかがったお話から推測される内容を「生活に即して通訳しただけ」ともいえる説明をしたわけですが、その方の不安に満ちた表情は穏やかになっていきました。こういった、生活に即した内容で、「プラスのメッセージ」を返せること。これは在宅ならではのコミュニケーションのよさではないかと思います。急性期病院の看護師にも、ぜひお勧めしたいと思います。

「もう少し暖かくなってからでもよいのでは？」

「余命半年」と告げられた肺がん末期の男性（七〇代）に、「死ぬ時が来ていると思うんだけれど」と、半年が過ぎたところで問われました。

とても寒い時期でもあり、人に対していつも大変気遣いを見せるその人に、「こんな寒いなかのお葬式だと来られる人にも気の毒ですよ。もう少し暖かくなってからでもいいんじゃないでしょうか？」と返すと、笑顔になられました。それからは肩の力が抜けたように、淡々と生き抜き、桜のつぼみがほころぶ頃、眠るように亡くなっていかれました。

「花　春に咲き　人　春に眠る」いただいた会葬御礼のカードの言葉は、この方が用意されていたのかもしれません。

第二章　地域に暮らし、地域をつなぐ

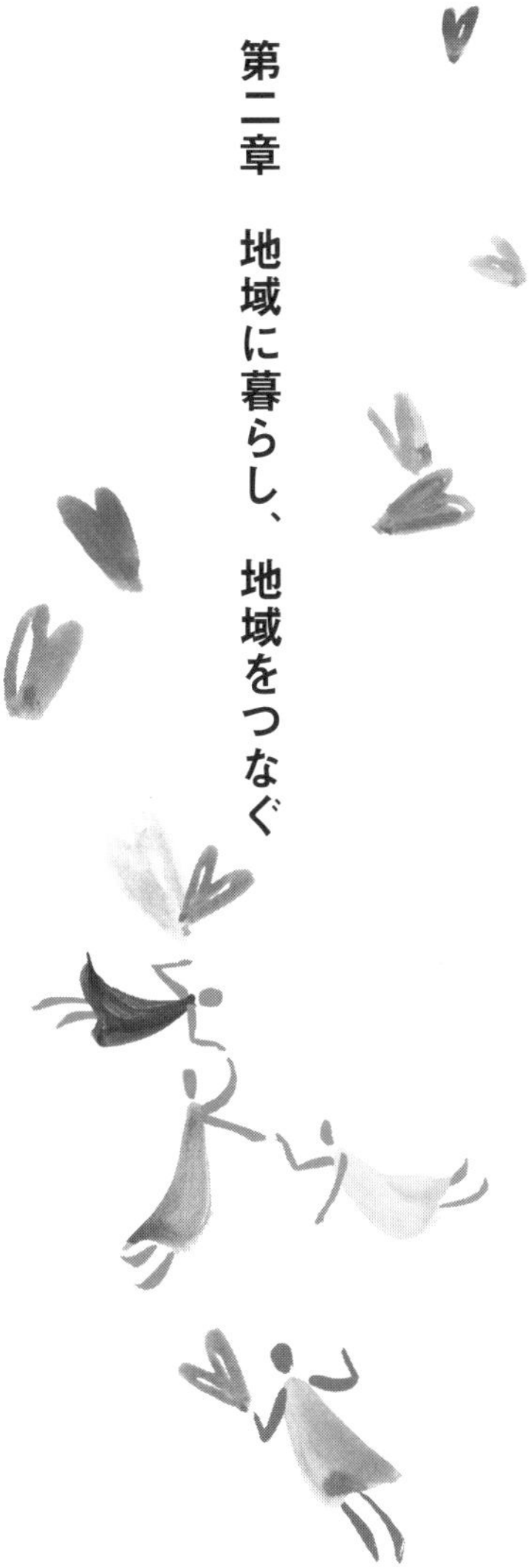

気持ちのよい排泄のために

特養ホームの看護師からの相談

特別養護老人ホームに勤務する友人（看護師）からの相談です。

――特養ホームの隣の病院（同一法人です）から入所の問い合わせがありました。腎盂腎炎で入院していた八〇代の男性（要介護5）が、バルーンカテーテル*を留置したまま退院することになったものの「家族が受け入れられないというので、ホームで受け入れてもらえないか」という依頼でした。

（*注・バルーンカテーテルは、尿道に細い管を通して、尿を出します。病気などで尿道が細くふさがって尿が出なくなったときに有効です。ただ、高齢者の場合は、トイレへの移動などで転ぶと危ないということで、日常的に尿道に管を通しておくことがあります。本人にとってはいつも管が通っている不快感、身軽に行動できない不自由感があり、管からの感染の危険もあります）

私は、患者さんが急性期を脱し、尿閉などがなければバルーンカテーテルを抜く方向で検討するのが標準治療と思っているので、「お引き受けできますが、バルーンカテーテルは抜いてもらえませんか？」とお答えしました。すると電話の向こうの医師は、それまでの丁寧な口調とは打って変わって「腎盂腎炎をくり返してもいいのか！」「老人ホームの看護師は、バルーンの管理もできないのか！」と責めるばかりで、いくら「高齢者の生活の質を重視したいので、抜いてほしいのです」と話しても、わかってもらえません。

ホームでは、ほとんどの入居者が、休息と活動のめりはりをつけ、昼間はベッドから起きて車椅子で過ごし、身体を動かしています。それは介護職の細やかな目配り・働きがあって実現できていることです。でもバルーンカテーテルなどが身体についていると、立ったり座ったりなど身体を動かすとき、管が引っぱられて尿道口が大きくなってしまったりと、本人の不快感や負担が大きいうえに、介護や看護に手がかかるようになります。

本人がトイレに行きたくなる頃合いを見計らってトイレに誘い、自力で排泄のトレーニングをしてバルーンカテーテルを抜くことが大事です。これは老人ホームでもできるので、こちらの生活のなかでトレーニングしていくつもりではいます。

ただ、急性期病院の「留置カテーテルを勧める」「導尿を勧める」という方針は、感染管理の面、本人の不快感、本人が払う医療費も増えることからも納得がいかない。

秋山さんはどう思います？——

秋山の返信

• まずは原因を探る

「反復する腎盂腎炎は何によるのか」の検討がまず必要ですね。ひょっとして、前立腺肥大などの病気があり、残尿があって、膀胱尿管逆流現象がしょっちゅう起こるとか、膀胱結石がある状態が続いているなど、病態と原因をきちんと知る必要があります。

• 在宅での失禁へのケア

つい最近、在宅でこんな経験をしました。

認知症が進んできた八〇代も後半の女性。尿失禁がひどく、膀胱炎を起こしている様子です。でも本人は「病院へは行きたくない」と言い張り、受診していません。

九〇歳を超えても現役の会社役員の夫（とても頑固）との二人暮らしで，夫の機嫌次第の生活です。近くに長男夫婦が暮らしていますが，介護サービスは使っていませんでした。

ご本人の尿臭がひどく，寝ついてしまったこともあって，家族から依頼を受けて医師が往診し，「神経因性膀胱」と診断。膀胱炎もあり「残尿が見られるから」と内服薬と，泌尿器科への紹介状を書いてもらいました。

また同時に，夫の受診先のJ大病院泌尿器科も受診されて，そちらでも「神経因性膀胱」と診断されています。ここでは「朝・夕，自己導尿の必要あり，訪問看護導入」となり，それでうちの訪問看護ステーションに依頼がありました。

・看護の視点でのアセスメント

さて，この方にどのようなチームアプローチをしたかです。

看護としての視点で観察したところ，確かに残尿はある。しかも便失禁もしていて，リハビリパンツのなかにコロコロと便がこぼれた状態のままで，まめに交換しなければ，膀胱炎は必ず起きそうな状態です。

寝ついてしまって身体を動かさないために，ますます動きが悪くなる廃用症候が始まり、変形性腰椎症もあり「腰が痛いから」と言ってトイレに通っています。認知症状は明らかですが、プライドは高く、他人の意見を聞きません。

病院からの依頼の「朝夕の自己導尿」が可能かどうかです。「検査のために必要ですから」と説得して、導尿もしてみましたが、ご本人はとても緊張していてこれを続けるのは困難です。自己導尿はナンセンスと判断しました。

・同じ顔ぶれのチームの訪問でトイレ訓練

介護保険の申請をしたところ、要介護2と認定されましたので、その分のサービスが使えます。

そこで考えたのは、訪問看護師とケアマネジャーやヘルパーと役割分担し、毎日朝・夕「同じ顔ぶれ」で訪問し、トイレに誘導して、お腹を押すように声かけし（自分で腹圧をかけるため）、あわせて肛門のまわりを少し刺激して、自然排便を促す、という方法です。

初日はまず、受け入れてもらうだけでよしとし、三日目くらいから、確かに失禁状態ではあるのですが、リハビリパンツ内に便が一緒に出ていることはなくなり、尿臭も消えていきました。

骨盤底筋体操を行ない、起き上がり、立ち上がり動作もスムーズになり、微熱もおさまりました。

「自分一人で入れる」と介助を拒んでいたお風呂にも「同じ顔ぶれ」で誘導して、成功。伸びに伸びていた爪を切ることができました。お風呂のついでに十分な身体観察も行ないました。

浣腸をかけてどのぐらい便がたまっているかを見て、医師と相談して整腸剤（この方は緩下剤では出すぎてしまうことがわかったため）を処方してもらい、それからは便通もスムーズになりました。便通調整がうまくいくと、ご本人に「トイレに行ってすっきりしよう」という気持ちが出てきて、こちらの声かけにも応じてくれるようになりました。

これらは「同じ顔ぶれ」での根気強いかかわりで、信頼が得られたことによります。妻がよい方向に向かっていく状態を見た頑固な夫も、ついに介護サービスが入ることを納得しました。

初めのうちは訪問看護が週二回入っていましたが、入浴介助もヘルパーだけで大丈夫になったところで、訪問看護は週一回に減らしました。

認知症がある高齢者に、自己導尿は難しい。しかし、チームアプローチができれば改善されることもあるわけです。なぜ神経因性膀胱となっているかは、J大病院でもはっきりしませんでした。変形した腰椎の影響も考えられます。

・バルーンカテーテルがずっと必要なケースも

ただ、この方は女性なので、改善がスムーズだった面もあります。男性で前立腺肥大や膀胱頸部硬化症のために尿が出にくいなど、バルーンを抜けないケースがあります。

膀胱ろうとなり、それでも自宅に帰ってきて在宅生活をしている例もあります。この方は、バルーンカテーテルを四週間おきに交換するのですが、訪問診療の医師ではなく、大学病院の外来に通院して交換しています。

この在宅と同じような状況は、特養ホームでもありうると思います。こうした悩みを共有し、互いに知恵を交換できればいいですね。在宅ケアをやっている医師を口説いてホームの嘱託医になってもらい、相談にのってもらうのはいかがでしょうか?

と、ここまでが秋山から訪問看護としての返信でした。

排泄のプロが行なうアセスメントと対処

特養ホームの看護師からの相談、そして在宅ケアの秋山からの返信の両方を読んだ、「排泄ケアのプロ」の榊原千秋さんから、コンチネンス（排泄）ケアのアセスメント手法による解釈が送られてきました。榊原さんは、K大学の地域看護の教員として排泄を研究し、かつ、日本コンチネンス協会北陸支部長です。

このケースに沿って、医療職・介護職向けに、排泄の問題を見分け対処する働きを解説してくれました。

・留置尿カテーテルが入っている方がいたら、まず「なぜ入っているのか?」を主治医に聞いてください。ただ、なぜだか原因がわからないことも多いので、自分でアセスメントできる力をつけましょう。
・医療・介護職が、患者さんの全身の観察を十分にできる環境にあるのであれば、カテーテルをいったん抜いてみて、しばらく様子をみればいいのです。
・神経因性膀胱の原因は、認知症、脳血管疾患、腰椎ヘルニアなどいろいろです。
・馴染の関係になり信頼関係をつくることは、認知症の方の排泄ケアの大前提です。

入浴までもっていくことができたことは、すばらしい！

・同じことをくり返して行なう行動認知療法は、排泄ケアの場合「気持ちいい」という快の刺激が大切です。

・おむつに便がつくとしたら、直腸性便秘の可能性が高いですね。直腸性便秘は、認知症の方の不穏の原因となります。直腸内の便を取り除いてから、排便周期を確かめます。

・服薬も、便の性状を観察した上で、弱い整腸剤から始めているのでOK！

・医師、訪問看護・介護のチームケアのなかで、看護師が患者さんの全体の体調管理や尿・便の排泄状況、異常症状の有無、服薬管理を行なっていれば、何か問題があっても早期発見できます。そうなれば、チームの方々は安心してケアできますね。コンチネンスケアの共通言語をもったチームを、特養ホームなどの施設で、組織的に育成する必要性を感じています。

現場と研究者とのコラボレーション！

いかがでしょうか？　まさに現場発の、どうしたらいいのか悩ませられる事例に知恵を寄せ合い、その日のうちに大学研究者とのコラボレーションにまで発展していく。ああしたら、こうしたらと、次々とつながっていくネットワークに助けられることはたくさんあります。

がんセンターの外来受診に同行して

ＩＶＨをやめるか続けるか

退院された患者さんが、放射線治療による腸炎のために口からの食事を控えているので、退院後も在宅でＩＶＨを必要とし、訪問看護が入りました。ＩＶＨは「中心静脈栄養」の略語で、口から食事がとれないときに栄養をとる特殊な方法のひとつです。胸にある太い静脈に管をいれて、血管から直接栄養をとる方法で、食べる楽しみは味わえませんし、衛生面での管理が、家族にはとても難しいのです。

この方は、徐々にＩＶＨをやめていく方向で、退院二週間後の外来受診日でした。この日で、ＩＶＨをやめるか続けるかが決まります。やめるのであれば、その後の在宅療養のとくに食事面の計画が変わるため、私は担当訪問看護師として、がんセンターへの外来受診に同行しました。

・朝一〇時の予約、二時間待ちをともに過ごす

外来受診の予約は朝の一〇時。ですが、予約はあってなきがごとき状況。こんなことは想定内です。

しかし、あまり顔色がよくない患者さんの群れが、静かに何の異議も唱えずに長時間じっと待っている光景は、「さすががんセンター！」と思いました。他の病院であれば、患者さんの誰かがキレて、受付に怒鳴り込んでいる光景が見られるでしょう。

がんセンターでも、予約時間が決まっていても待たせることがわかっているのなら、何か工夫がいると思いました。都内のある急性期病院は、患者の待ち時間があとどれくらいかがわかるように、ナンバーディスプレイ方式を取り入れ、患者には携帯端末が渡されます。順番が近くなったらブザーで知らせてくれるのです。苦情対応窓口も設けられています。

また、「さすががんセンター！」と思った二つ目は、ほとんどの患者が一人では来ていないことです。大抵は誰かが付き添って来院しているため、待っている人数は二倍、三倍になります。そんななかで一人で来ている患者には、受付の方がかなり頻回に声をかけ、気遣っていました。それでも待たされるのは同じです。

外来での説明は不消化ですっきりしない

これまでにも何度か、患者さんの受診のときや、入院患者の退院調整のためにがんセンターを訪れていました。でも今回は、改めて二時間という待ち時間を患者さんとともにして、その挙句、診察室での、病状や検査結果の説明の「不消化さ」に、びっくりしました。

「ＩＶＨをやめるか、続けるか」は患者と家族、それに連なる訪問看護師としては、かなり重要な問題です。今日で無罪放免となるか……と、元裁判長であった患者さんは期待に胸をふくらませていたのです。

が、外来主治医は、ＩＶＨをやめるか、続けるかにあまり関心を示さず、「血液検査の結果がとてもよかったので、次の治療の開始にはＣＴが必要だから、次回外来予約日にＣＴを入れるように」手配し、ＩＶＨは「どちらでもいいですよ」とのことでした。それも、こちらから聞いたからこその返答で、在宅の生活には関心がないような、考えたこともないような様子でした。

この時点で、すでに午後一時近くになっていました。外来主治医も、昼食もとれず疲れて十分に低血糖状態にあるのではないか、医師の人権も守られねばなるまいと、深く思ったことは思ったのですが……。

•病棟階で主治医に相談「IVHをやめてもいいのではないでしょうか?」

「これでは、なんかすっきりしない!」と奥さんとも話し、それから「病棟に上がって、お腹を見てもらって(外来では問診のみで触診・聴診なし)相談しよう」と、図々しく病棟階に上がりました。

幸いなことに病棟では、二週間前まで主治医であった医師がいらして、お腹を触診してもらい「病棟に入院しているときからは信じられないくらいのソフトさだ」と言われました。

これは、痛みがなくなっても痛み止めのオキシコンチン(お腹が張る副作用がある)が入っていたので、在宅で痛みが弱くなった様子を見てやめたのですが、そのせいもあったと思われます。

そして外来でもらったばかりの検査結果のコピーを、病棟主治医に見てもらいました。コピーは、外来でお願いしてプリントアウトをもらったから、こうして手元にあるのです。

私は、訪問看護師として、在宅での患者さんの経過を説明しました。血液検査でアルブミンが3・8まで回復していること、食事については、経腸栄養剤との組み合わせで、口から流動食をとれる量も増え、それに逆比例するようにＩＶＨを少しずつ少なくしてきた経緯を話し、「ＩＶＨをやめてもいいのではないでしょうか？」と問いました。

病棟主治医はその経過を認めつつも、「夏場ですし、せっかくよくなっているのだから、ＩＶＨをカロリーの少ないタイプにかえてでも続けたらどうですか」との提案でした。そして「経口食は、現在の『具なし』から『五分がゆ』ぐらいにはステップアップしてよい」との指示をいただきました。

・ＩＶＨなしでやって、明日の訪問でまた相談しましょう。

病棟の隅の椅子に座って、患者さんと奥さんとひと休みしながら、「今日と明日はＩＶＨなしでやってみて、明日の午前中に看護師が訪問するので、そのときにまた相談しましょう」と話しました。

奥さんは「病棟の先生のほうが、状態はわかってくれたけれど……。家でＩＶＨをする患者の生活の大変さは、やっぱり想像がつかないのよね」との感想でした。

外来医療のひずみを何とかしたい

がん治療は慢性化・長期化しています。こういった時代に、患者や付き添う方々は何度も何度も仕事を休んで病院に通い、しかも、本当に忍耐強く待っている。予約をとっているなら時間通りに受診したいし、二時間以上も待つのは論外でしょう。

その一方で、診察室でたった一人、画面操作に明け暮れ、疲れきったがん専門医の方々。ますますＩＴ化していく医療のひずみ。ここはメディカルクラークに入ってもらい、医師の過重な負担を解消することはできないのでしょうか。

患者さんも医療者も苦しいこの状況を何とかしたい、こんななかでの緩和医療なんて、本当に程遠いなあと思います。

医師の診察の前に看護師が問診を！

外来で患者をあれだけ待たせるのなら、医師の受診の前に、ベテランの看護師が患者に会って「受診して、何を最も知りたいのか?」「何に困っているのか?」を十分聞き取り、ポイントを要約したメモを医師の手元に届くようにし、それに添って、効果的に受診ができるようにすることを、提案したいと思います。

患者さんが外来にきたら、まず①バイタルサインの計測、そして②看護師による問診、それから③専門医の診察、さらに④必要時はケアルームでの治療や検査という流れです。

待ち時間に①と②が行なわれれば、ただただ長い待ち時間も有意義で、③の診察に際して医師も状況把握ができて楽なのではないかと思うのですが、いかがでしょうか？　こんな人材の使い方は、病院経営上は無理でしょうか？

かつて白十字診療所があった時代を思い出します。佐藤智《あきら》先生は、看護師に先にきちんとインテークを取らせて、受診後も患者さんに「看護師から生活について聞いて帰りなさい」と言っていたのです。

そのため診療所の看護師は、保健師資格をもった人が配属されていました。訪問看護師の先達、今は亡き紅林みつ子さんの薫陶を受けた看護師たちです。その看護師たちは在宅訪問にも出ていたので、外来に来ている患者さんとのつながりがありました。

自分の健康はできるだけ自分で守る方法やセルフケアの概念を、外来受診のときからわかりやすく説明します。それで、その後、外来受診が難しくなって在宅診療に切り替えたときには、以前から説明されていた事柄が生きていくというわけです。これがライフケアシステムの考え方でした。

外来にも在宅ケアの視点で、広がる可能性

外来の機能を見直し、ここに在宅の生活の視点が入らなければ。この辺りに看護の役割が発揮できると思います。ある意味、ここも専門性がいかされ、認定看護師や専門看護師の出番かもしれません。がんセンターでは、専門看護師のTさんが医療連携の部門で活躍していました。ただし急性期医療のなかの医療職に、在宅の生活がわかるにはまだまだ時間がかかりそうです。この部分をどうするかが課題です。

連携にバリアあり！　忍者のごとく働こう

“最期の時に一人かもしれない”独居の方を思いつつ

訪問看護ステーションを開設して三か月の、Mさんからメールが来ました。

——恵まれた環境のなかで気持ちよく働いています。

N市にはステーションが六か所しかないため、依頼が途切れることがありません。営業的にはありがたいことですが、ターミナルの患者さんが病院を退院して在宅ケアに移る際に必要な病院との連携の不十分さを感じており、新宿と比べてまだまだ数歩遅れている感じがします。

ケアマネジャーも、医療の必要性について訪問看護師に丸投げ的なところがあり、チームでかかわるなかでの学び合いが必要と感じます。

先日は独居で身寄りのない方の看取りをしました。

肝臓がんのターミナルで、幸い痛みがなかったので、静かに最期を迎えるかたちで看取ることができました。

前々から「最期は入院でしょう！」と言っていたケアマネジャーは、〃在宅では最期の時に一人かもしれない〃ということが納得できないようでしたので、皆でカンファレンスし、看取りについての話し合いを重ねてきました。この過程を経て、結果としては、訪問したときに一人で亡くなっておられましたが、かかわったものとしては皆、悔いはなかったと思います。

自己満足かもしれませんが、看取りとは、その時にそばにいるということだけでなく、その方を思いつつチームで看取る、気持ちで看取る、ということもあっていいのではないかと思いました。――

「ケアマネジャーさんも一緒に！」

以下は秋山の返信です。

順調なスタート、よく話し合いながらの看取り、うれしく読みました。ケアマネジャーの「患者さん丸投げ」の話は、あちこちで聞きますが、丸投げされたほうがスムーズな場合もありますし、丸投げ状態にせざるをえないケアマネジャーの立場もよくわかります。看護が一人先行してしまい、ケアマネジャーに「自分は何もできない」感を抱かせている状況も多いのでは？

ケアマネジャーに「一緒にやりましょうよ！　今はこうなっているから、ここはお願いしますね」といくら声をかけてもかけすぎることはありません。ご家族の悲しみを表現してもらえるようなグリーフケアにも一緒に行ってもらえると、ケアマネジャーも「ああ、こうやって人は見送られるんだ」と納得され、「次も、訪問看護と一緒に仕事をしよう」と思う。

「ケアマネジャーはターミナルがわからない」などと思っていると、とんでもないしっぺ返しがきます。ぜひ地域のなかで、ターミナルができる仲間を上手に増やしていってください。

ケアマネジャーに加わってもらい、かかわった患者さんのデスカンファレンスの開催、近隣のステーションと合同での事例検討会の開催もよいのではないでしょうか？何か計画しましょう。

ただ、組織の運営は、それなりに得意な人にやってもらわないと難しい。〝何のための組織か〟を謙虚に考えないと。人を束ねてはいけません。

在宅ケアは、本人や家族の自己責任に負うところが大きい。訪問看護はケアに入るけれども、帰ったあと、つまり看護が入っていない時間についても、本人や家族が安心して暮らせるように工夫をこらし、あちこちと連携しながら、介護者を含めてセルフケアができるようにエンパワメントしてくる。そこまでがケアに含まれます。

このような病院看護との違いをきちんと表現し伝えれば、在宅ケアを広めることにつながるでしょう。

教育が、現場の変化に追いつくには

ある大学の、「在宅看護論実習」のための会議に出席しました。二〇一二年の看護教育カリキュラム改定を想定した実習の打ち合わせです。

話し合いのなかで、在宅看護の対象は時代の変遷とともに変わり始めているにもかかわらず、その現実に教科書の内容がついていっていない（自分も一部執筆しているので責任あり）ことに気がつきました。

教科書は、医療処置の技術論になっています。学校は、実習の事前学習に重箱の隅をつつくようなチェックリストを「国家試験に出るから」と挙げてきます。すでに教員が、そして私たち現場の看護師も、視野狭窄に陥って考えが広がっていかないのです。基礎教育で在宅看護論を教えるときに、急性期ケアの視点を応用するだけでは無理です。「それは老年看護で」「それは精神看護で」「それはがん看護で」という縦割りの教科目の専門をはずして、〝地域で生活する人であり家族である〟という視点が必要です。

訪問看護師は究極のジェネラリストです。いったん視野狭窄に陥った看護を、視野を広げるべくリハビリするぐらいの視点で、学生たちに見てもらわないといけない。現場と教員がお互いに現状や課題をシェアしないと、大学のなかだけの机上の空論になって、ますます現実から離れていってしまいます。そうならないために何をどうすればいいのか?

もう一回、在宅ケアの現場で起こっている変化を、私たち在宅ケア側が改めて認識して、提示しなければいけないのでしょう。教育の側も、視野を広くもって、老年・精神・がん……という縦割り専門分野を越えて統合できるぐらいの気概をもって、現場で学び深める作業をしなければならないと痛感しました。

相手に受け入れられる言葉で、静かに伝える

職種間、在宅と病院、教育と現場……、連携は、言われるほどには進んでいないように思います。連携を阻むバリアだらけのなかで、どうやったらそれぞれが意見を伝えて、話し合いができ、スムーズな連携が図れるのでしょう？

話し合いのなかで「きちんと自己主張できる」ということは、「ヒステリックに〝私が〟〝私は〟と言わない」「相手に受け入れられる言葉で、静かに伝えるスキルをもつ」ことだと思います。在宅ケアではそうせざるをえない（そうしないと始まらない）から、在宅ケアにかかわる専門職は日々トレーニングしているようなものです。

訪問看護の特性のひとつに、人と人をつなぐ役割があるとしたら、忍者のごとく他の社会＝グループに入り込み、バリアを取り払っていく働き方があるかもしれません。

他の人と連携するには、「個の確立」＝看護観がしっかりしていないとできません。それ以前に、人間として自分の存在意義を自分のなかで無条件に受け入れられるかも問われます。哲学であり、実存であり。だから連携はたんなる「連携の道筋を示した

パス」ではなく、システムをつくればそれでいいというものでもない。つきつめると大変深い所に行き着くのではないかと、考えさせられました。

穏やかにしっかりと自分の考えを伝える

生活者としての患者さんの時間・空間が成り立つように整える

ある病院のとても人気のある院長に、言われたことがあります。ある会議でのことでした。

「病人は、病院にいることが幸福なんです。二四時間医療者がいないところで（在宅のこと）、末期がん患者を看るなど考えられない。あなたねえ（秋山のこと）、二四時間見てるって、あなたが二四時間その人のそばにいるわけじゃないでしょう？ 無責任なことを言ってもらっちゃ困る！」

私は、たとえ相手がちょっと喧嘩を売っているように思えても、相手の考えをしっかりと受け止めながら、自分の考えも穏やかに述べることを、信条としています。医師にたてつく看護職はまだ希少ですが、私は大きな組織の後ろ盾もない開業看護師なので、意見は出しやすいのです。在宅ケアを行なう立場できちんと意見を言うように心がけています。

私は、この意見には真っ向からぶつかり、「自分が帰ったあとも、生活者としての患者さんの時間・空間が成り立つように整えていくのが在宅ケアである」ということを、お話ししました。

緩和ケアの専門家ばかりのこの会議では、いかに自分たちを専門家として位置づけるか？ 薬をどう使い、セデーションをどうするか？ せん妄対策は？と症状への治療の話ばかりが多く出ます。患者さんやご家族の生活や心理や人生を終えることについての問題は、ほとんど眼中にないようです。

「これでは患者さんや家族は救われない！ 専門家の自己満足ではないですか？」

私は、心のなかで叫んでいます。

ホスピスは病院や自宅と、行ったり来たりするところ

一方、ホスピス専門医のブース記念病院の関茂樹医師からは、

「ホスピスから『一度はご自宅にお返ししたい』と思う患者さんは相当数おられます。ですが入院相談の際に、一度は退院していただくということを前提にすると、ご家族

から断られることもあります……」ということを聞きました。

ホスピスから自宅へ帰るという考えは、まだまだ少数です。看護学校の教員、急性期病棟の医師や看護師でさえ、ホスピスは最期の場所と思っています。

しかし、ホスピスと一般病院・在宅との行ったり来たりを可能にすることを本気で広げていかないと、緩和ケアは進みません。ホスピスを上手に使って、行ったり来たりすることで、在宅ケアを支えることができるし、空いているベッドの有効活用もできます。そして地域で開業する医師や訪問看護師たちが、経験を積むチャンスにもなるのです。

私は「在宅死」がすべてとは思っていません。しかし、その願いがあるならば、十分な緩和ケアを提供しながら、それぞれに個性的に生き抜く人々になんとか寄り添いつつ在宅での看取りも可能にしたい。それぞれに見合った緩和ケアの実現が望ましいと、考えています。

そのためには、地域の医療機関がお互いの利点をいかしながら、「立体的な連携」ができれば、本当にうれしいことです。地域柄、白十字訪問看護ステーションは近くの東京厚生年金病院の緩和ケア病棟との連携が多いのですが、ほかの病院やホスピスなど選択肢が多ければ、患者さん・ご家族は助かります。

喧嘩も覚悟で、でもユーモアを忘れずに

がん拠点病院・急性期治療病院には、よりよいかたちでの在宅ケアの様子をフィードバックして、お互いの役割や特徴がわかって連携できるようにと心がけます。でも、時には喧嘩も覚悟で、しかしユーモアを忘れずに主張できるような存在になりたいなと思います。

在宅ケアの実践者の目で、現場からの情報発信をしていかないとなりません。そうでないと、「在宅に帰れる」「ご自宅で亡くなっていくことができる」「ホスピスも入ったら終わりではない」ということが広がっていかない、つまりは「在宅ケアのよさ」も広がっていかないからです。

時として「患者の力を信じていない」医療者の発言に接して、違和感を覚えることがあります。それは、個別性に富む一人ひとりの患者さんとご家族のありように向き合い、人生の物語を十分に聴き、そこに寄り添いつつ「患者の力」を信じて引き出すことができると、認識できるかどうかの違いから来るのかもしれませんね。

在宅ケアは地域のさまざまな専門職・事業所と連携して行ないます。どのように説明し、依頼したらよいかを考えながら、実践に取り組んでいます。

ディスカッションができる力

これからのケアの人材養成に必要なことは?

・検討会に在宅分野から発言

文科省の「大学における看護系人材養成の在り方に関する検討会」に、二〇〇九年から委員として出席しています。今後は在宅分野のニーズが高まり、看護系の人材養成に関してもその分野の委員が入っている必要があるということで、私が任命されたのだと思います。

この検討会は二〇〇九年の八月に第一次報告を行ないました。看護学教育の基礎として四年制大学教育の位置づけをはっきりとさせ、保健師教育や助産師教育の内容や、質の保証に関しても議論し、保健師に関しては各大学の選択制としたことなど、今後の教育課程にも影響のある方向を打ち出しています。

・患者からみる、医師と患者と看護師のコミュニケーション

二〇一〇年三月の検討会は「大学院における看護系人材養成に関する有識者からのヒアリング」で、そのお一人として、中澤幾子さん（イデアフォー世話人）が招かれました。

中澤さんはウィンドウディスプレイのデザイナーとして活躍中で、忍者のような格好で、人がいなくなった真夜中の銀座などのショーウィンドウにこもって仕事をする、すてきな女性です。乳がん患者として、患者側からのさまざまな意見を述べ、医療者と対話することを積極的に行ない、乳房温存術を広めた方でもあります。

プレゼンテーションで中澤さんは、「高度専門職業人としての看護師の能力にどのような期待をしているのか？」について、エピソードを三例挙げて示してくださいました。三例とも、医師と患者のコミュニケーションに問題があり、そのなかで看護師と医師とのコミュニケーション不足やその結果の行き違いが見られた事例でした。

・同等の発言力・コミュニケーション能力・判断力・差別観をもたない教育

より患者に近い立場の看護師に期待するところは、医師と同等の発言力のある看護師であり、看護師を一段低い立場にしか見ない医師の多いなか、きちんとディスカッションができる看護師を高度専門職業人として育ててほしいと話されました。

そして、医師が同等のスタッフとして認めざるをえない看護師を育てなければならないし、同時に医師側には差別感をもたない教育が必要であるという提言もしてくださいました。

在宅医療にも言及されて、在宅医療を受けるためには訪問看護師がもっと増えなければ、そして訪問看護師には医師との緻密なコミュニケーション能力を備えたうえで、医師のいない場での適切な判断力が必要であることを述べられました。

中澤さんの、患者の立場でさまざまな相談を受けながら、あちこちの医療事情を加味し、組織を動かしている方＝医療の受け手側からの発言は、非常に説得力のあるものでした。

相手の立場や心理に配慮しながら、自分の意見を述べる

私は、中澤さんの話された「ディスカションできる力は大事である」というところに、いたく共感しました。

看護学教育のなかで、自律して物を考え自分の意見を述べるというときに、相手の

立場にも立ち、相手の主張や論点をきちんととらえながら討議ができる基礎的な訓練が、はたしてできているだろうか？　大学教育では教養をしっかりと身につけ、人間教育をベースとしたうえで専門教育が施されることとされているが、医療の世界のパターナリズム(父権温情主義)を超えられるような人材に育っているかどうか？と思ったからです。

在宅ケアの現場は、さまざまな他(多)職種とチームを組んで動きます。そのため、立場を超えて、時にはこちらの主張を抑えながら、コミュニケーションをとらないと進まないことが多いのです。

看護職は時として、主張が強すぎ、相手にしてみると怒られているように聞こえて、せっかくできあがりかけた関係が壊れてしまうといったことも、まま起こります。こんな事態に火消し役のように出向くと、お互いに使っている言葉は同じであるのに、解釈が違い、了解が得られていない。

こじれた感情を解きほぐしながら、関係の再構築をめざすには、アフターファイブの非公式のミーティングでの、感情を交えたコミュニケーションが必要だったりします。非公式ミーティングでわかることは、人はそうそう理詰めだけでは動いていないという事実です。関係性のなかでものを感じています。考えていることや、その関係性は一朝一夕にできあがったものではない。情報がくり返し得られていくなかで、理解の幅が広がっていきます。

異分野との交流が鍛えるチャンス

そういった意味では、病院のなかだけの世界は、異分野の交流はほとんどなきに等しい。努力しないと、他(多)職種の人々や、ましてや患者・家族の立場の人とざっくばらんに会話することなど、めったにないのかもしれません。

在宅ケアの現場では、利用者・家族からの生の声が、いやでも聞けます。他(多)職種のチームメンバー、異分野の方々との出会いのチャンスが多く、コミュニケーションスキルが鍛えられる職場です。

この日々の経験をきちんと言語化し、私たちの強みとして表現していく必要があります。また、このことを訪問看護の現場のＯＪＴ（職場内訓練）で、きちんと鍛えなければいけないと感じています。

このコミュニケーションスキルの高さを強みに、不安を抱える家族への相談機能や、利用者への対応で、安心して家で過ごせるように、各々のセルフケア能力が高まるようなアプローチも可能です。こういった機能が発展し、「在宅療養相談支援センター」として訪問看護が中心になって運営できたら、地域の資源として、病院も、在宅も、医療も福祉もよくわかった人がその調整にあたれることになり、きっとよい働きができることでしょう。

すでに長崎などでは、在宅緩和ケア相談支援センターにベテランの訪問看護師が配置され、病院から在宅に帰るがん患者さんのみならず、地域のなかで、在宅につなぐセンターとして機能し始めています。

第三章　やさしく自由にケアしたい

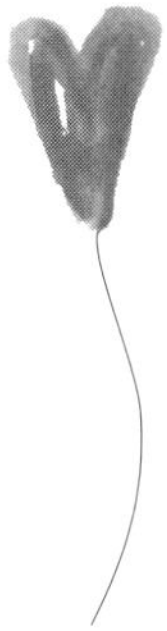

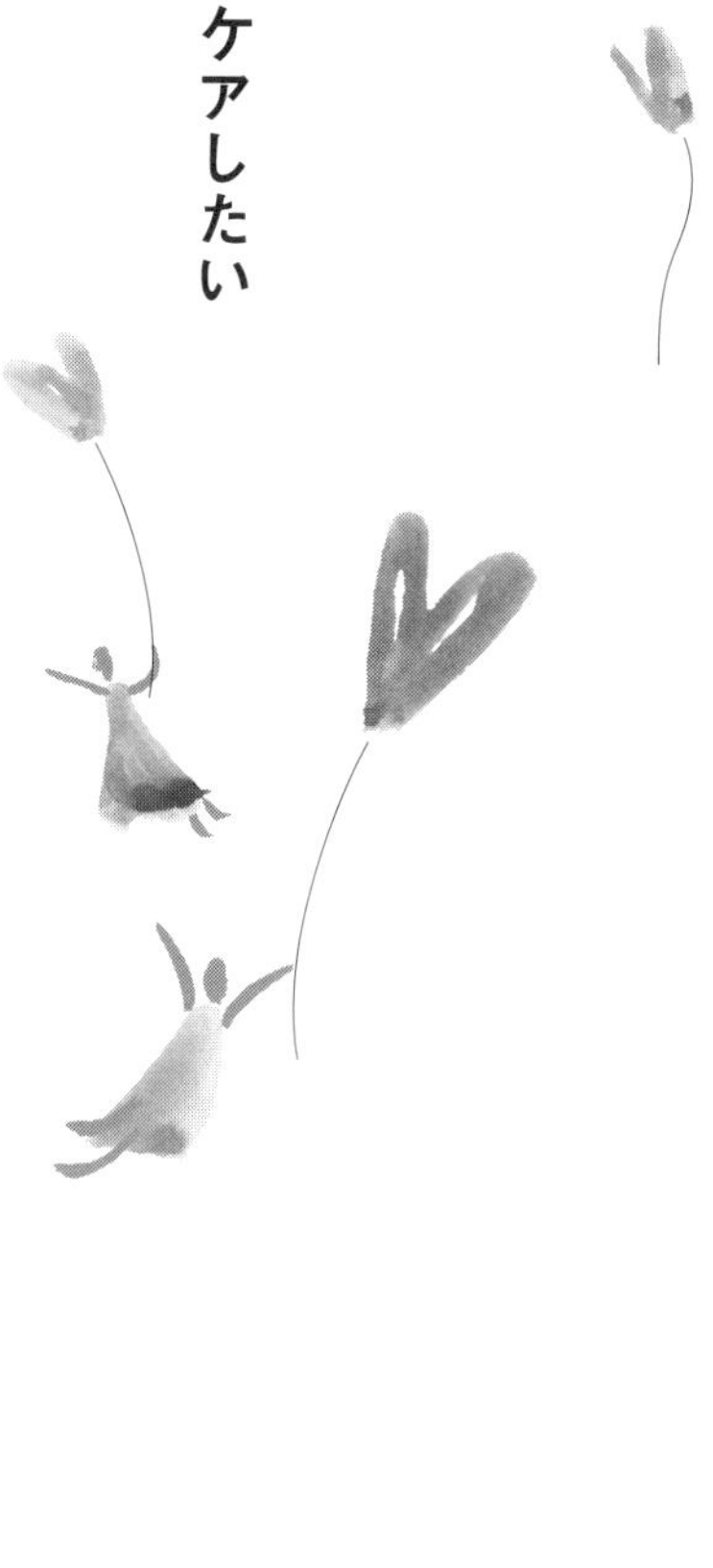

生活のなかで、患者・家族の相談ごと

自信をなくし、疑心暗鬼となっていた患者さん

金曜日の午後、術後の抗がん剤治療を断り、「玄米療法」で治るのではないかとがんばって、でもよくならずにいる女性（六一歳）から相談が入りました。大腸がんが、肝と肺に転移している方です。

電話だけではわからないので、すぐ訪問して様子を見ました。がん自体はそれほどひどい状態ではありませんでした。それよりも、もっと普通に食べたり飲んだりしてぐっすり休めるようにすればいいのに、極端にストイックに、かつすべてに疑心暗鬼となり、自信をすっかりなくしていて、本当に骨と皮になりかけていました。

なぜこんな状態になってしまったのでしょうか。

話を聞くなかで、手術をした病院での説明と、本人が「抗がん剤をしたくない」と

伝えたときの見放され方に問題があったのではないかと思いました。

とりあえず、手術を受けた病院に連絡し、その日の一六時の時点で、なんとか外来で診てもらえるようにしました。そのときの電話の応対は、「そんなことで、なぜ今頃来るんですか？　本当に脱水なんですか？」とひどく怪訝《けげん》そうな様子でした。

確かに客観的に見ればたいしたことではなく、相対的な患者の群れから見ると、重症ではないのですが。

電話での交渉を秋山が代行し、病院に行くのを渋っていた彼女を連れて、救急センターに行きました。一七時を回るので、通常の外来ではなく、救急センターにとの指示でした。

・金曜一七時過ぎの救急センターにて

そこでの主治医とのやりとり。

「あなたぐらいの状態の人はバリバリ仕事しているよ、まったく何やっているのかね！」

この言葉を聞いて、今まで恐る恐る患者である妻に対してものを言っていた夫が、わが意を得たりとばかりに、「そうだそうだ」と言い出しました。

患者である女性は、気持ちがついていけずに、いっそうおろおろしています。

主治医は「点滴なんかいらない」と言わんばかりでしたが、とりあえず、ラクテック500㎖を一本入れてもらいながら、私は彼女の横について、主治医に「食欲の出る薬と、入眠剤を出してほしい」とお願いし、それは二つとも出してもらえました。

主治医は「うつは自分で勝手につくり出しているんだよ」とも言いました。反論したいところでしたが、そこは飲み込みました。

彼女が「玄米療法」にすがる思いもわかり、それでも外来を受診する気になったこと、帰り道には笑顔も見られだしたことにホッとしながら、帰途につきました。

診断・治療は「治す医療」

この方のように、がん患者の現状は、病院の外来にひたすら通いながら、待ち時間が長く、気軽に相談できない状況です。そして、自分たちの目の前に現れないゆえに、患者さんのそういった悩みに気づくことができず、「治す医療」で大変な専門家たち。専門性の追求にも意義はありますが、そのことで、高みから患者を見るような印象を与えることは避けなければなりません。

このようなやりとりの結果、医療不信が募ることもあるでしょう。そしてドクターショッピングをくり返し、難民化するケースもあります。がんとわかってから、どこに相談するか？　これだけ多くの人ががんになり、これだけメディアで取り上げられ、テレビドラマにもなっているのに、いざ自分のこととなったら、まったく別の次元となってしまいます。

相談しようと踏み切るのにも勇気がいります。診断や治療に精いっぱいの病院が、相談の窓口になるという努力にも限界があるのではないでしょうか。

がん患者の抱えるさまざまな問題を受け止める、相談支援センターが必要です。がん基本法では「地域がん診療連携拠点病院には、相談支援の窓口を設置していなければならない」とあります。そして、地域がん診療連携拠点病院を含み、地域在宅緩和ケア支援センターが、このがんのよろず相談を引き受けるべく設置されつつあります。

静岡がんセンターの「がんよろず相談」など先駆的な働きをしている所もあります。しかし、ほとんどが、しっかりとした人材の育成も人の手当てもされていません。病院内の相談支援の部屋はわかりにくい場所にあることが多く、職員にも知られていないような状況です。

悩みながら、どこにもつながっていけない人たちが、どんなに多いことでしょう。

患者が自分を取り戻せる空間と人、「支える医療」の相談窓口

病期が長くなったがん患者を、在宅期間に沿って支える相談支援が、早急に求められています。そこでは、がんがどんな状態であっても支え、治療の選択や、治療中の生活の不便さの相談にも乗ります。仕事のこと、家族の世話や育児のこと、経済的な問題といったすべてのことに、相談の窓口として機能できる場所です。ただ椅子が用意されているだけではなく、乱れる思いを話すことができ、患者が自分を取り戻していける空間とそれを受け入れてくれる人がいる。このような相談支援の窓口設置が望まれます。

「がんは全部取りきってしまいたい」と誰もが思いますが、がんが少し残ったとしても、病気と穏やかに付き合い、「支える医療」が必要な時代です。

生活のなかで看護を考えてきた者として、患者や家族のさまざまな相談に乗りながら、多くのがん拠点病院の外来や、病棟の様子を見聞きした経験から、相談支援窓口設置が急務であることを感じています。そこにいるのは、急性期病院についてもわか

り、在宅の不便さもわかる立場で、かつ、患者さんに起こる不安の数々と、地域資源につなげるノウハウがわかる人であってほしい。その意味では、在宅ケア経験者は、この相談支援の窓口にも必要な人材であると思います。

働き世代のがん患者の会

【もっと知ってほしい「働き世代のがんと、患者が直面する問題のこと」】という会に参加しました。この会は「がん患者となって、仕事を続けられなくなったり、不安を抱えているなどさまざまな問題があるのに、支援するプログラムがないのは社会の損失である」という患者からの発案で発足し、具体的な動きになりそうです。

乳がんの患者さんが「元気に」、でもやはり「再発の二文字の恐怖」を思いつつ、中心となって発言されていました。会場には中年の男性の姿が目立ちました。切実な思いで集まっているのだと思います。

この日はいろいろなことを知ることができました。

〝がんとともに歩むサバイバー〟とは、何も、がんから生還したという意味でなく、がん体験者とその関係者すべてを含んだ考え方だとの説明もありました。アメリカで一九八五年に、がん患者でもあった医師ミュランが「がん診断後の人生を生きるプロセスと捉える」考え方を提唱し「サバイバーシップ」と名づけたそうです。

それなら、患者家族も、そこにかかわる医療者も、ある意味サバイバーであり、キャンサー・サバイバーシップをともに生きることにつながる……。私はこの会の趣旨にかなり納得しました。

「がん情報ステーション東京 http://cancernet.jp/ganst-tokyo.html」が日本サッカーミュージアムのすぐそばにできていること、がん情報ナビゲーター（CIN）養成講座（NPO法人キャンサーネットジャパン企画）という講座があることも知りました。

いろいろな人がそれぞれに活躍していることがわかりました。でももっと有機的につながらないとなりません。この患者グループはインターネットを駆使する世代へ向けて、より良質な情報が届くよう工夫されていて、好感がもてました。いいかたちでつながっていけたらなあと思います。

どう生き、どう逝くか？「患者の力」を信じて

会のなかで、一人の患者さんが「がんはたとえ治ったとしても、がん患者であった

ことが、その後の生き方を変える病気であることには、かわりがないのです。そして、それはそこにかかわった家族もしかりです」と、語られました。

患者さんと接する医療・福祉の現場では、「人としてどう生きるか」「人としてどう死んでいくか」を深く考えさせられることが多くあります。そこで働くケアの専門職には、個別性に富む一人ひとりの患者さんに向き合い、その物語を十分に聴き、寄り添いつつ、患者の力を信じて引き出すことが求められています。

患者が自分の力を取り戻せる空間と人
――マギーズセンターのこと

がんと診断されたあと、どうしたらいい？

訪問看護に携わって二〇年近く、これまで多くのがん患者さんとご家族のケアにかかわってきました。この間、がん治療をめぐる医療の状況はめまぐるしく変わり、かつては少数の医師が行なうだけであった病名告知も、現在では当たり前に行なわれるようになりました。告知されなければ行なわれる治療内容の理解もできませんから、それは患者にとってプラスの変化ということではあります。

しかしあまり心の準備ができていない状態で、まして一人で受診された患者さんの場合、その人がどんなふうに病気を受け止めるのかが把握されない状況での告知は、大きなショックとなって患者さんを直撃します。そのときの衝撃は病名を伝えている医師には、想像を絶するものであるということが、多くの人の書かれた闘病記からも明らかです。

がんは早く見つかれば治る病気にもなってきています。そのための予防対策も普及してきました。しかし、検診率の低いわが国では、がんが見つかったときにはかなり進行していたり、すぐに末期と診断されたりといった状況が生じています。生活習慣病であり慢性疾患ともいえる状況があるにもかかわらず、やはり「死を連想する恐ろしい病気」というイメージが付きまといます。

この一般市民の認識と、医療者の認識のズレも、がんをめぐってのコミュニケーションに影を落としています。

入院期間が短縮され、可能であれば外来通院による継続治療が行なわれる時代となりました。その過程では、病気に対する不安や、日常生活上の心配事が多くあったことと思います。医療者に相談したい、話を聞いてもらえたらと願う場面がしばしばあるにもかかわらず、がん治療病院での忙しい医療現場では、患者・家族はその不安や、心配事を胸のうちにしまい込んだまま帰途につかれます。そのつらい気持ちを、在宅ケアの現場で、訪問看護につながってきた患者さん・ご家族の口からお聞きすることが多くあります。堰《せき》を切ったように話される内容は、不安と心配事がほとんどで、もっと早くに話を聞くことができたらと思われることばかりです。

国際がん看護セミナーでマギーズセンターを知る

二〇〇八年一一月二八、二九日、財団法人がん研究振興財団主催の第九回国際がん看護セミナー「変革するがん看護 Part II——がん患者の療養生活の質向上」にスピーカーとして呼ばれました。私は、「緩和ケアを進めたときの家族支援と看護師の役割」というテーマで、在宅ケアの実践について話しました。そのセミナーで「諸外国の地域緩和ケア」としてスペイン・イギリス・カナダのゲストスピーカーの話があり、イギリスのスコットランドからマギーズセンターエジンバラのセンター長であるアンドリュー・アンダーソン看護師の報告がありました。その内容に、驚きとともに共感し、日本にすぐにでも欲しい相談支援のあり方であると思い、積極的に質問しながら聞き入りました。これがマギーズセンターを知った最初です。

アンドリュー氏はマギーズセンター設立のいきさつをはじめとして、マギーズセンターががん治療中および治療後のすべての人のための施設であり、家族のみならず、友人・介護者も利用でき、医療者も相談できる窓口であることを話されました。

病院のなかにあるのではなく、建物は別であること。病院のすぐ近くにあり、相談しやすい立地であること。その環境は家庭的であり、リラックスできるように中庭があり、自然の光が入る工夫がなされ、大きなキッチンがあり、いつでもお茶が飲めるようになっていること。そして予約なしでアプローチできることなど、すぐにでもイギリスに行ってこの目で確かめてみたいと思った内容でした。

最も関心があったのは、相談者が自分自身でものが考えられるようになるようにサポートすることが方針であり、その力を取り戻せるような支援が行なわれていると、何度も強調されたことでした。

日頃からがん患者と家族のさまざまな訴えを聞いてきた私は、なぜ相談支援がうまくいっていないのか、またがん対策基本法が施行されて、がん拠点病院には相談支援センターを設置しなくてはいけないというのに、実際は看板だけのことも多く、いったい患者や家族はどこへ行けばよいのかさっぱりわからないわが国の実態に、やり場のない思いが憂いとなってはちきれそうになっていました。

実際に行って、見て、確かめたマギーズセンター

ちょうど語学留学中の元白十字訪問看護ステーションスタッフの松浦志野さんがエジンバラにいてくれたことも幸いし、二〇〇九年二月末から三月にかけて、エジンバラ・ファイフ・ロンドン三か所のマギーズセンターを見学し、各地で、そのエキスパートたちの生の声を聞く機会を得ました。

そして、実際に行って、見て感じたマギーズセンターの話を、より多くの方に聞いていただきたい一心で、マギーズセンターCEOのローラさんを呼ぼうと思い立ち、「三〇年後の医療の姿を考える会」の仲間に相談して、二〇一〇年二月に実現できる運びとなりました。

「マギーズセンターをこの目で見に行こう」という突然の企画に乗ってくれた通訳の重松加代子さんは、イギリスに同行してくれただけではなく、ローラさんサラさんの招聘に、本当に力を尽くしてくださいました。来日中のお二人のお世話も引き受けてくださり、充実した会になりました。

東京の会の前日には金沢でも、金沢大学がんプロフェッショナル養成のプログラム

にのせ、【がん患者さんの声からつくる支援のかたち】としてシンポジウムを開催できました。

がん患者・家族が考える力を取り戻すことは、自分自身で病気にどう対していくのか、どう生きるのかを自己決定できる力を取り戻すこと、それは「再生する力」ではないかと考え、公開講座のタイトルを「メディカルタウンの再生力」と名付けました。医療者は情報を十分に提供し、最善の医療の提供もするのですが、がん患者ががんとともに生きながら、自分の人生を再生していく力を回復できるように働きかけることも必要とされます。このマギーズセンターという新しい相談支援のかたちはまさにそれをめざしています。

日本にもマギーズセンターのような相談支援のかたちがあればと思い、日本の実情をあわせて考えられるように、厚生労働省健康局がん対策推進室長の鈴木健彦さんには日曜日であるにもかかわらず登壇していただきました。直接がん対策行政にかかわる方に発言いただき、マギーズセンター構想を聞いていただいたことが、これからの改革につながるのではないかと期待するところです。

再生する力が得られる相談支援を

この会で話されたことを『メディカルタウンの再生力——英国マギーズセンターから学ぶ』という一冊にまとめました。「三〇年後の医療の姿を考える会」では、公開講座の収録を主眼として毎年小さな本を発刊し、これが四冊目です。この本に掲載されているローラさん・サラさんへのインタビュー記事からは、マギーズセンターをつくるときの資金調達をはじめとしたたくさんのご苦労、工夫が伝わってきます。

公開講座には多くのがん患者さんも参加され、「これは実現したい中身だ」と、それぞれの思いを寄せてくださいました。すぐに実現することは難しい。でも多くの方々に、この「自分自身を取り戻せる空間」＝再生する力が得られるこの相談支援のあり方を、純粋に紹介したかったのです。

主体はあくまで、「患者・家族」であること。相談支援のあり方は、その人の力を引き出し、自分で考えられるように情報がいきわたり、必要な所につながり、そして、自分自身の身体や、心をリラックスでき、身体を整える。そういった機能と理解しています。

そして、がんの旅路のすべての航路に、その相談支援が役に立つ。がんになる前の不安から（たとえば「家族ががんになった。では自分もいずれがんになるのでは？」など）終末期まで、すべてのプロセスにかかわれることも大事なポイントです。

主体は、あくまでも患者・家族であるという視点。病院のなかにだけいたら、どうしてもこの視点が揺らぎます。在宅ケアの現場にいると、ここが本当に大事だと思わされます。そういった意味でも、このマギーズセンターに学ぶことは多いのです。

ん「医師に紹介してもらったほうが安心できる」という方は、そのルートも可能です。

がん患者さんだけでなく、家族もお友達も介護者の方も病院スタッフも、がんにかかわるすべての人が、マギーズセンターを利用することができます。

●支援は、がんスペシャリストのアセスメントから

支援は、マギーズセンターのドアを開けたときから始まり、利用者が必要とする限り提供されます。中に一歩足を踏み入れると、がんケアのスペシャリストがいて、今入って来られた方が一体どういう問題を抱え、どういうことを心配しておられるのだろうかというアセスメントが、さりげなく始まります。

そして、人とのかかわりを通じてのさまざまなサポートを可能にしているのが、マギーズセンターに入るとすぐ目に入るキッチンテーブルです。ここに皆が集まって一緒にお茶を飲んでいると「自分は一人ではない。他にも同じような人がいるんだ」ということを、黙っていても肌で感じることができます。

その後もアセスメントは続き、その人のニーズに合わせてさまざまな心理教育プログラムに参加できます。身体を動かし楽しむ教室、個人カウセリングなども設けられています。

マギーズセンターの支援には、「情報の提供」「社会的な側面でのさまざまなサポート」「ライフスタイルの変化に伴う調整に必要なケア」「親身な感情面でのサポート」という4本の糸があります。これらをサポートスタッフや臨床心理士が提供しています。

●参考文献

『メディカルタウンの再生力——英国マギーズセンターから学ぶ』
編集：東尾愛子　発行：30年後の医療の姿を考える会
E-mail：volunt-hakujuji@coast.ocn.ne.jp

マギーズセンター CEO ローラ・リーさんに聞く
2010年2月「30年後の医療の姿を考える会」での基調講演より

マギーズセンターの発案・設立者は、著名な造園家であるマギー・ケズウック・ジェンクスさんです。彼女が乳がんを再発し余命2か月と言われた頃、がんセンターで働く専門看護師ローラ・リーさんは担当看護師としてマギーと出会い、個人的な話し合いを続けていました。そして亡くなったあとはマギーの遺志をついで、マギー・ケズウィック・キャンサー・ケアリングセンター財団の仕事に専念します。当初はプログラム部長、そして現在はCEO(最高経営責任者)です。

●患者と医療者がつながって

マギーの言葉、「死の恐怖のなかにあっても、生きる喜びを失わないこと」、そして美しい建物や造園が不安を解きほぐすこと、これこそがマギーズセンターの考え方です。

第一号のマギーズ・エジンバラは一夜にしてできたわけではありません。マギーが「こんな場所がほしい」と思い、それを待合室で一緒になった他の患者さんに話し、医療チームであった私たちに話して青写真をつくり、開設するまでに四年かかっています。

当初は、キャンサー・ケアリング・センターという名称でしたが、マギーが亡くなったあと、「このセンターは、自らががん患者であったマギーという人によって始められた」ということを伝えるために、ここにやって来るすべての患者さんを代表する名前として、“マギー”を加えました。

●誰でも自由に立ち寄れる

ここを利用するには、予約も紹介状も必要ありません。もちろ

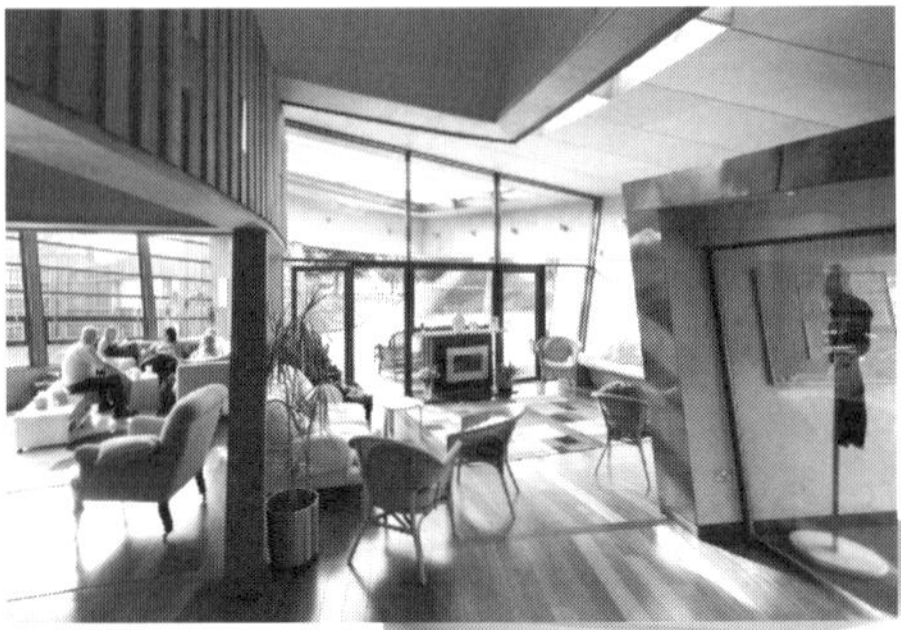

写真4
ハイランドは、ライグモア病院の敷地内に（設計：ページ&パーク）

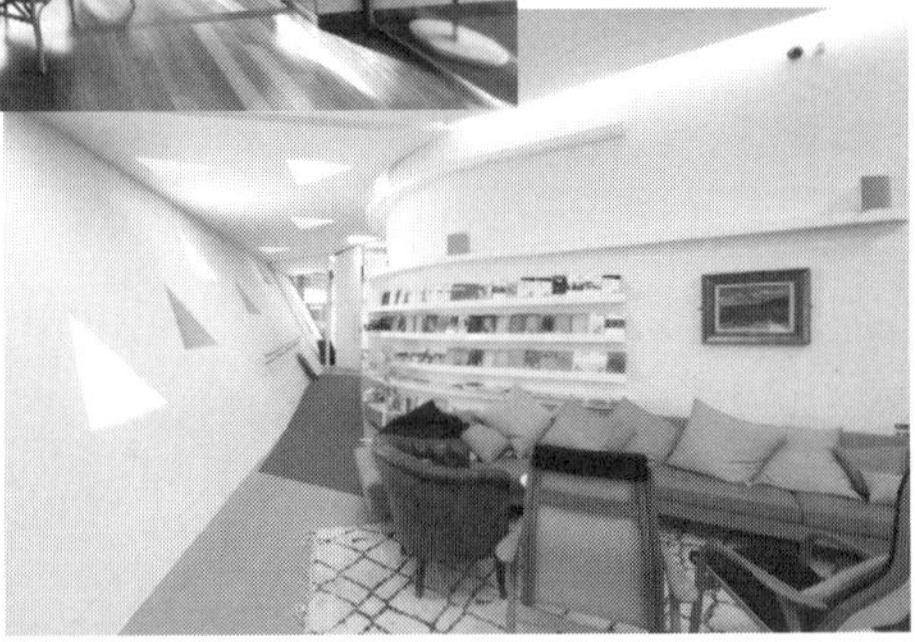

写真5
ファイフは、ビクトリア病院の前に（設計：ザハ・ハデット女史）

写真6　ロンドンは、チャリングクロス病院の敷地内に（設計：R・ロジャース&パートナー）

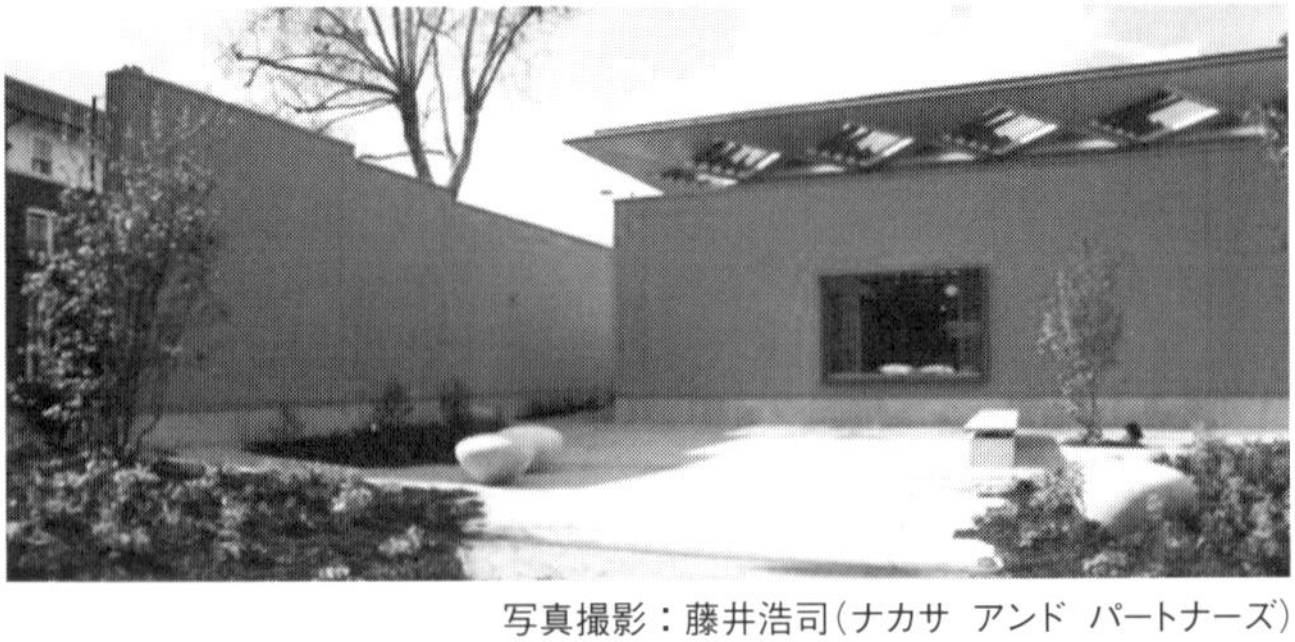

写真撮影：藤井浩司（ナカサ アンド パートナーズ）

Maggie´s Cancer Caring Centres

写真1
マギーズセンター第1号のエジンバラは、ウェスタン総合病院の敷地内に
（設計：リチャード・マーフィー）

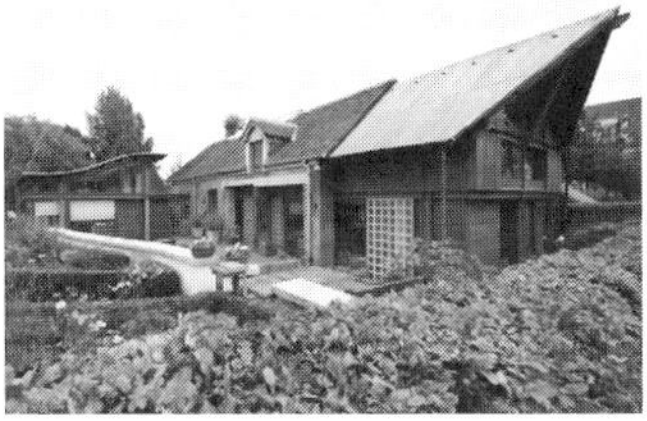

マギーズセンターの所在地と設立年

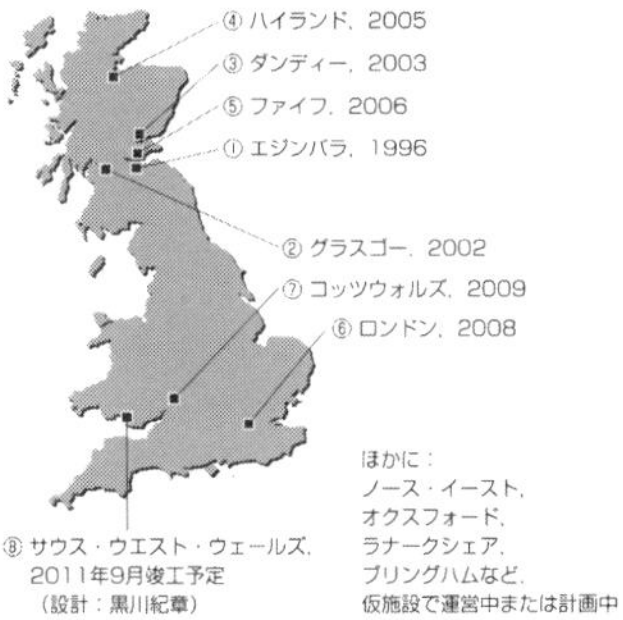
④ハイランド，2005
③ダンディー，2003
⑤ファイフ，2006
①エジンバラ，1996
②グラスゴー，2002
⑦コッツウォルズ，2009
⑥ロンドン，2008
⑧サウス・ウエスト・ウェールズ，
2011年9月竣工予定
（設計：黒川紀章）
ほかに：
ノース・イースト，
オクスフォード，
ラナークシェア，
ブリングハムなど，
仮施設で運営中または計画中

写真2　グラスゴーは、ウェスタン病院の正面に（設計：ページ&パーク）

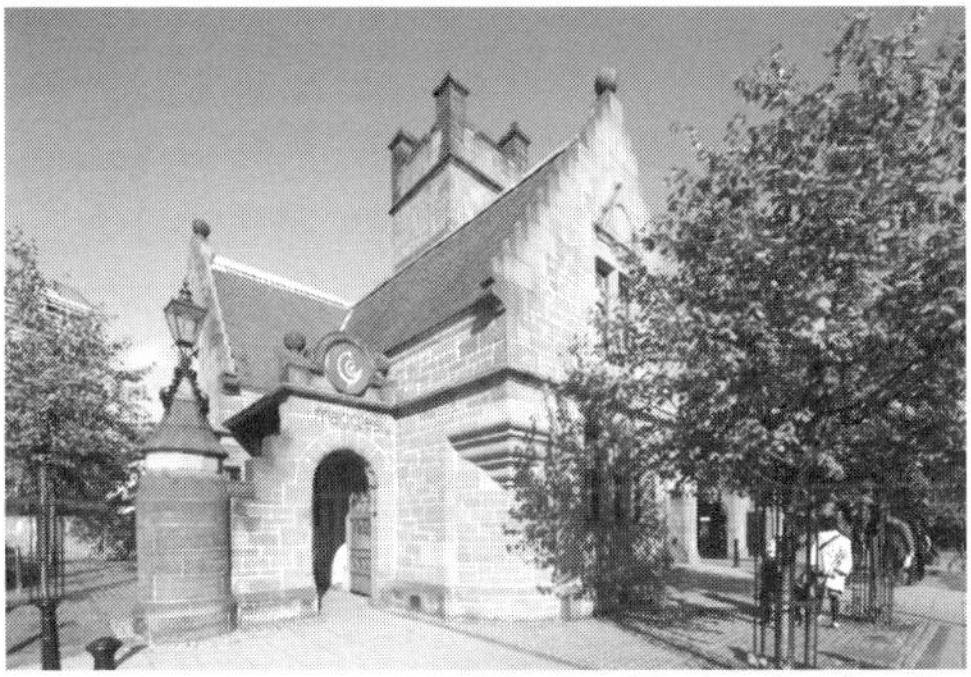

写真3
ダンディーは、ナインウェルズ病院の敷地内に
（設計：フランク・ゲーリー）

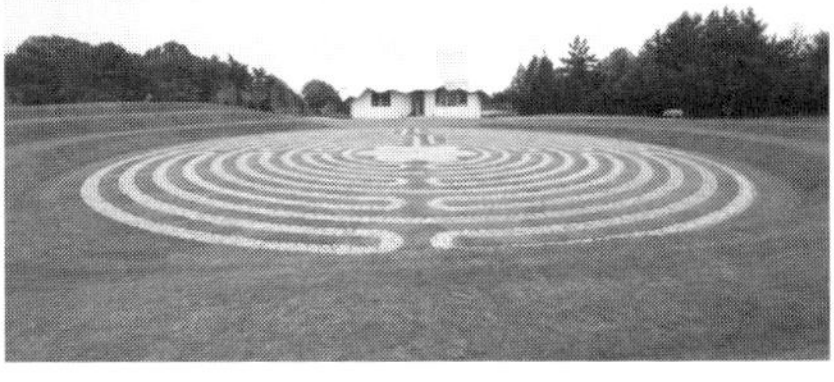

自立した暮らしと「看取り介護休暇」——デンマークにて

ボーゲンセの千葉忠夫さんに案内されての研修・見学

二〇一〇年の夏、デンマークを駆け足で訪れました。デンマークは三つの大きな島と無数の小さな島からなる、九州くらいの大きさの国です。私たちが訪れたのは、その真ん中にあるフュン島の北西、海岸沿いに位置するボーゲンセ市でした(余談ですが、フュン島の中心であるオーデンセは童話作家アンデルセンの生まれた町として有名です。このオーデンセに足を運ばれた方も多いのではないでしょうか)。

四〇年前に単身でデンマークに渡りその暮らしぶりにほれ込み、日本とデンマークの架け橋になろうと、福祉を学ぶ日本の若者たちの学校をつくった千葉忠夫さん(『世界一幸福な国デンマークの暮らし方』(PHP新書)を書かれた方です。講演や研修で千葉さんをご存知の方もおられることと思います)。この千葉さんがボーゲンセで活躍されていることから、千葉さんの案内で、さまざまな研修・見学ができました。

看取り介護休暇を知る

この旅で「看取り介護休暇制度」という制度があることを知りました。これは単純な介護休暇制度とは違います。

「自分の人生の終わりのときに、そばにいて看取りをしてほしいと思う人」を、あらかじめ指名して書面で残しておきます。残りの人生があと六か月ぐらいとなったときに、この制度を使うかどうかを検討します。検討した結果、この制度を使って自分が指名した人に介護休暇を取ってもらうときには、その人に休業補償が出るのです。

しかも、指名を受けた人だけが介護に専念するのではありません。必要な看護や介護は公的なサービスとして導入されるし、家庭医（地区別にいるかかりつけ医）の訪問診療も受けられます。看取り休暇を取った人の重要な役目は〝終末期の人のそばにいる〟ということなのです。

夫の看取りに介護休暇を利用して

半年前に、この看取り休暇制度を利用したミエアム（五〇代後半）さんに、お話をうかがうことができました。ご主人（六〇代前半）は肝臓がんで亡くなりましたが、最期は自宅で過ごしたいと希望し、妻のミエアムさんが看取り休暇をとって看病にあたりました。家庭医と連絡をとりながら、地域の訪問看護師が週に一～二回来てくれ、相談に乗ってもらえて心強かったそうです。

大事な人を亡くしたあとの悲しみへのグリーフケアについても尋ねてみました。「看取ったあと気持ちが落ち着くまで、最低でも約一か月は看取り介護休暇がもらえます。そのため落ち着いて職場復帰ができました。でも、亡くなって六か月ぐらいも経ったときに少し精神的に滅入ることがあり、専門のカウンセラーに二回ほどカウンセリングを受け、自分の気持ちをよく聞いてもらったら落ち着いた」と話されました。いったい誰がそのカウンセラーを紹介したのか、聞いてみると即座に、「それは、私の家庭医よ」と答えられました。家庭医に何でも相談しているから、そのときはカウンセラーを紹介してくれたということなのです。

家庭医は何でも相談できる「健康に関するゲートキーパー」

ミエアムさんが頼りにしている地域の家庭医は、どんな仕事をしているのでしょう？

千葉さんの紹介で、地域の家庭医にも会ってお話を聞き、クリニックを見せてもらいました。話してくださったのは四〇代の医師で、「自分の担当の地域一四〇〇人の健康管理も含めて予防から看取りまでしています。自分のところで問題の八～九割はことが足り、残りのわずかの人はオーデンセの大学病院などに送ります」と。

そして「自分はこの地域の人々の、健康に関するゲートキーパー（門番）をしている。それが国民から期待される自分の責務だ」と。この言葉に、私は身震いするほど感動しました。

デンマークは国民への教育に力を入れ体制も整っています。医学部入学は、本人の意思とその基礎的な資質が備わっているかを、面接も含めて入学時に十分に選考され、すべて国費で医学部の教育もなされているのです。ここでも、この国の仕組みが垣間見えました。

デンマークの医療体制は、このような責任感のある医師を育てるところから始まっていることに感嘆しました。その家庭医が、そのときのミエアムさんにはグリーフケアが必要と判断し、専門のカウンセラーを紹介してくれた。そのような生活や心理的な問題についても窓口となっていることに、感心したのでした。

一二〇〇床の精神病院を六四床の地域精神医療センターに転換

ミエアムさんの本職は、精神科の専門看護師です。今は地域精神医療センターの看護責任者をしているので、そこも見学することができました。

一二〇〇床あった精神病院を二〇年前に廃止し、病床は六四床だけにし、外来やデイケアを中心とした地域精神医療センターに転換したのです。行なわれている地域ケアは、日本の地域精神医療班と似たかたちで、医師と専門の看護師がペアで、精神疾患をもちながら地域で生活する人々を訪問していました。地域の家庭医や訪問看護師、地域センターのスタッフが、患者さんが困難と感じている状態がないかと、毎日のように訪問することを続け、きめ細かに対応されているようです。

社会に貢献したい、自分のことができるうちは自分でしたい、自分の意思はきちんと伝えたい

デンマークは高福祉高税（高負担とはいわない）の国です。単純に高福祉でいいというのではありません。高税であっても、安心して暮らし続け、健やかに老いて、穏やかに亡くなることを保証されるという安心感が、人々を病院に頼らない「社会に貢

献したい、自分のことを自分でできるうちはやりたいし、自分の意思はきちんと伝えたい」という自立した国民を育て上げていると感じました。これは一朝一夕にできるものではありません。

第二次世界大戦後の荒廃した時期に、これから自分たちの国に何が一番重要かと考えた時点で、自立した人を創り、本当の意味での民主主義を実現しよう、多数決原理ではなく、少数の意見も尊重しつつ、自分たちの生活基盤である農業を大切にして、自給率を高めようと、そのための根幹は「教育」であるとした、この国の考え方があるのです。

こういったデンマークの地道な努力の結果、今の高福祉が成り立っていることを参考にしながら、その人々が終末期に何が必要かと考えるに至ったときに生まれたのが「看取り介護休暇制度」であったということです。指名するのは友人でも隣人でもいいのだそうです。最期のときに、誰に寄り添ってもらいたい？　あなたなら誰を指名しますか？

日本に戻って

デンマークのミエアムさんは、二〇〇六年に、日本のケア施設にコンサルテーションに入ったことがあります。日本のこと、どう受け取ったかなと興味をもち、「そのとき、一番困ったことは?」と聞いたところ、ミエアムさんの答えは「何か伝えると、日本人は『はい、はい』と返事はいいが、自分の意見を言わない。表現しないので、わかったかどうかわからないのが困った」というものでした。

そのとき私は九一歳になる利用者さん(Mさん)のことがなぜか思い出され、「日本人でも表現を大事にしてきた人がいるんですが……」と、一九五〇年代に、日本女性は表現技法をきちんと身に付けることが大事と考えて、YWCAの活動に「表現」を入れた劇作家であるMさんのことを話しました。

デンマークから戻り、一週間ぶりにメールを開くと、有料ホームに入っていたMさんが亡くなられたという知らせが入っていました。ミエアムさんにMさんのことを話していた頃、空を飛んでデンマークに来ていたのかなと思いました。

お葬式もすんだMさん宅を訪ね、それから有料ホームで看取ってくれたナースにお礼を言うために車を走らせました。初めは頑なに「ここで看取りは無理です。最後は病院へ」と言っていた施設長や看護師が、Mさんとのかかわりのなかで変わっていく手応えを感じていたからです。それは「人は変わることかできる」と思えた瞬間でした。一緒に考えながら、「待つ」ことも必要な、長いお付き合いでした。

「くれない症候群」から自立へ

北海道の訪問看護・地域医療を訪ねる旅

八月、北海道夕張市に行ってきました。メールのやり取りをしている医師の村上智彦先生（夕張希望の杜医療センター理事長）に、「夕張市の地域医療の現状や、訪問看護の様子を見せてほしいのですが」とお願いしましたら、快くお引き受けくださったのです。

せっかく北海道に行くのだから、北海道の訪問看護師に会って、お話をうかがいたいと思いました。そこでまず北海道看護協会や北海道総合在宅ケア事業団の方に、札幌を中心にした北海道の訪問看護ステーションの現状をお聞きする機会を得ました。そこに看護系大学で教育にあたっている先生ともご一緒でき、訪問看護認定看護師の教育課程（看護師として経験五年以上の人を対象に、六か月の教育で専門家を育成する課程）にかかわっているなかでの気づきや、「緩和ケアを進めるうえでも、地域との連携が大事」など、話が弾みました。

何に対しても「○○してくれない」と言ってしまう

そのときに出た言葉が「くれない症候群」です。何に対しても「○○してくれない」と言ってしまう、看護師のかかっている病気だそうで「北海道や東北には多いよ～」とさらりと言ってくれました。

「くれない症候群」は、認知症の方が夕暮れになると落ち着かなくなる「たそがれ症候群」とは似て非なるものです。「○○してくれない」と言い続け、自分で責任をもってどうにかするということもないのが特徴といいます。

たとえば「夜中に往診を依頼しても、診に来てもくれない」「訪問看護の指示書を書いてくれない」「患者さんの痛み緩和に必要でも、麻薬の処方なんて書いてくれない」という医師に対する「くれない症候群」。

「看護師を募集しても来てくれない」「勤めたと思ったら、子ども手当てのほうが多いぐらいだから長続きしてくれない」という、人事管理にまつわる「くれない症候群」。

「住民は、訪問看護の必要性を理解してくれない」「私たちが困っているのに、行政は後押ししてくれない」……ああ、「くれない症候群」オンパレードです。

いやいや、これはここだけじゃないのではないか？　北海道や東北に多いというのは、自覚症状がまだあるからで、それに気がつかないだけではないかと自分をふり返りました。

北国の厳しさ、凍結路面で訪問車がスピン

確かに北国の冬は路面が凍てつき、自動車が凍結面ではスピンするという話を聞き、訪問看護・介護・診療の大変さは、想像にあまりあります。

道路凍結して、坂道を登れなくなることもしばしば。緊急で呼ばれ、一時間かけてたどり着いても、家の前で雪かきしないと、道路から利用者さんのお宅の玄関まで入れません。

車のトランクに雪かきシャベルが入っているのは、北海道の常識だそうです。

「自分もあんなふうに死んでいきたい」

そのような医療過疎地域にもかかわらず、本当にがんばっている北海道の訪問看護

師の話も聞けました。

道東地域（釧路・十勝・根室・紋別など）には医療機関が少なく，訪問看護に頼るしかないというのに，ステーションは定員基準の二・五人を集めるのがやっとです。困り果てた北海道総合在宅ケア事業団は，札幌でステーションの管理者をしていた福士裕美子さんに「単身赴任で行ってもらえないか」と頼みました。

福士さんは，子どもたちを札幌に置いての単身赴任となりましたが，ご家族が協力してくれ，六年間その地域でがんばった結果，後輩も育ち，ステーションをなんと看取りもできるまでに成長させて，札幌に戻ってこられました。赴任当初は，他の多くの訪問看護ステーションと同じように，福士さんも緊急電話の当番をずっと一人で引き受けておられたようです。地域でただ一人の医師も，最初はあまり協力的ではないようにみえました。それでもその医師と組んで一人の高齢者を看取れたことが地域の人たちに知れわたり，「自分もあんなふうに死んでいきたい」と希望される人たちが出てきたのです。

そうは言っても，看護師が増えないとやっていけないのですが，弱音を吐かず（ここで，くれない症候群に陥らなかったのです），相談ケースは断らずにすべて受けてやっていきました。そうするうちに地域での「顔の見える連携」もできて、あちこちから声をかけてもらえるようになったそうです。

乳幼児健診で声をかけ、潜在看護師を呼び戻す

一緒に動く看護師をとにかく探さなければなりません。そのために、町役場の保健師に協力を求め、乳幼児検診に来るお母さんたちに「看護師資格をもっていないか」と聞いてもらったそうです。

看護師資格のあるお母さんがいると「一件でもいいから、訪問看護をやってもらえないか」と誘います。子どもが小さいうちは余裕がなくて短時間しか働けなくても、徐々にフルタイムに近く働いてくれるようになります。そうすると、ステーション全体の人数も増えてチームが組めるようになり、ターミナルのケースも積極的に引き受けられるようになったということでした。

六年間の単身赴任を終えて札幌に戻り、現在は市内のステーションの管理者をしている福士さんの静かな淡々とした語り口は、人をひきつける魅力にあふれ、「この人の所なら働いてみようかな」と思わせる力を感じました。

自立してアイデア豊かに考え、自己決定できる力

「くれない症候群」を脱する妙薬も、この医療過疎地域での訪問看護立てなおしの物語のなかに、ヒントがあるように思えてなりません。

地平線まで見渡せる北海道の牧草地帯。札幌から夕張までの道筋は、デンマークによく似ていました。誰かに頼り、誰かのせいにする「くれない症候群」を脱するには、デンマークで力を入れた「自立してものを考え、自己決定できる人を育てる教育」に見習うべきではないかと、北海道とデンマーク、印象の重なる風景を眺めながら考えました。

ただ、風景・気候は似ていますが、医療・福祉を比較したらその落差にはため息が出る思いです。そこを何とかするために、村上智彦先生は闘わざるをえないのだと、そして出る杭は打たれるのだろうと、感じました。村上先生は、私たちを案内して行く先々の診療所や老健で、利用者さんやスタッフの方から声をかけられ、また先生からも親しく声をかける姿に、住民が味方をしてくれていることが伝わり、医療者の原点を見失わずに、がんばっているなあと思いました。

私も自分の立ち位置を見誤ることなく、新しいチャレンジに向かっていきたい、そ

んなことを考えながら、熱波の東京に戻りました。

友を見送って

年末も押し迫った一二月二〇日過ぎ，同期生のAさんが緩和ケア病棟で亡くなりました。享年五九歳。一〇月に開催された同期会に出席した折には，療養中でありかなり状態も悪くなっていたのですが，本人が「皆には言わないでほしい」ということでしたので，病状を知っているのは私だけでした。

彼女の専門は，今注目されている「情報危機管理」。五〇歳を過ぎてから大学院で学び直して博士号をとり，国際学会で活躍するまでになっていました。

ところが亡くなるちょうど一年前の秋に，病気がわかったのです。そのときにはすでに転移もあって，手術は無理と告げられ，その後は抗がん剤の治療を続けていました。

友からの久しぶりの電話

「お久し振りです。テレビであなたのこと観たわよ」と，電話が入りました。学校時代，たまに話したことのあるAさんでした。ＮＨＫの「プロフェッショナル」を観てくれていたのです。暑い六月の電話でした。

そして「ちょっと、相談したいことがあるんだけど。実は私、すい臓がんでね」と。さらに医師からは「あと三か月から六か月と言われたのよ」と続きます。

一人暮らしをする彼女。「これからどうなっていくのか？」「死ぬときはどうなるの？」「この抗がん剤を続ける意味は何かしら？」など、次から次へと心配や不安がわいてています。

「お久し振りです」から四五分間、電話は続きました。とても電話では済ませられない相談です。

数日後に彼女の自宅を訪問しました。そして九〇分近く彼女はずっと話し続け、私は、これからどのように過ごしたいのか、本人の意向を聞きながら、「一緒に考えましょう」と応えました。

話しているうちに「少し落ち着いてものが考えられるようになったわ」と彼女は言い、今の仕事を何とか続けたいし、最期は緩和ケア病棟にもつながりたい、でも「できるだけ家で過ごしたいと思っている」と意向をはっきりさせました。

「学位をとるのに根をつめてがんばりすぎたのね。この研究や仕事は、私にぴったたりの内容だった。だからはまってしまったんだ」とAさん。要職について、まさに水を得た魚のように働いていた矢先の出来事だったのです。仕事以外にもやりかけたことがいくつかあり、それらを「納得のいくかたちで、きちんとできたらいいのだけれど」と話してくれました。

少しお腹の張りなどもあり、すでに緩和医療も始まっていました。

治療と緩和ケアと介護を並行したケアマネジメント

相談を受けた私は、治療と緩和ケアの両方を組み合わせながら、四〇歳以上のがん末期の患者も使えるようになった介護保険サービスも利用して、仕事が続けられるようにケアマネジメントしました。

それまでAさんはK大学病院にかかっていましたが、大学病院では、消化器科・麻酔科・内分泌科の三つの専門診療科を回らなければなりません。時間も体力も少なくなっている身に、それは避けたいことでした。

そこで私はAさんと相談して、緩和ケア病棟のあるT病院の緩和ケア科につなぎ、彼女の納得のいく医師との面談を実現させることにしました。一人に一時間も話を聞いてくれた緩和ケア科のK医長には、本当にお世話になりました。

ホスピスと自宅を行き来しながら、気がかりなことに取り組む

一〇月まで、Aさんは休みをとりながら仕事も続けることができました。その後休職扱いになってからは、それまで忙しくてできなかった、でもとても気になっていることに、一つひとつ段取りよく、友人に支えられながら取り組んでいきました。

一人暮らしの彼女に、白十字訪問看護ステーションとヘルパーステーションから看護・介護が入りました。介護保険の認定は「要支援2」という大変軽いものでしたが、ぎりぎりまで、家にいたいという彼女の思いを支えることに役立ったのです。

あまりにつらい抗がん剤をやめる決心をしてからは、緩和ケア病棟の面接を受け、一一月末から一二月初めまで緩和ケア病棟に入院し、その後、再び家に戻って約二週間、自分の部屋で過ごすことができました。

そして体力の限界と黄疸症状が出て一人ではトイレに行けなくなり、再び緩和ケア病棟に入院したのが一二月中旬の日曜日でした。

「本当はこれからなのよ。国際学会もがんばりたいし、もっともっと生きていたい

と思う」と言いながら、八月の時点でご家族に遺言を託し、葬儀の手配までしていたAさん。緩和ケア病棟に再入院して三日目、ご家族・友人に見守られて、安堵したように旅立っていきました。

感性豊かな介護職にも支えられて

Aさんはヘルパーに、洗濯物のたたみ方や物の置き場所、料理の味付けまで、結構厳しいことを言っていました。そんな彼女が亡くなった日、私はかかわってくれた方々に、「よく付き合ってくださいました」と、友人として感謝のメールを送りました。

すると、最後の入院に付き添ったヘルパーのYさんから、以下のような返信が届きました。

「秋山さん、こんばんは。メールをありがとうございました。一昨日の日曜日に、看護師のSさんと二人でAさん宅におうかがいしたとき、Aさんはトイレを済まされ、入院用のバッグも整えられていて、入院のための準備完了といったご様子でした。最後に三鉢の植木に〝たっぷりと水を入れてほしいの〟と。そしてご自分がよく眺めていらした富士山の見える窓の〝カーテンを閉めて〟と依頼されました。

それからゆっくりとジャケットを羽織って、マフラーと帽子を身につけ、よろよろと立ち上がってまわりを見渡し、靴を履いて玄関口へ。私が〝鍵をかけましょうか？〟と聞きますと、〝私がかけるわ〟と、痩身の力を振り絞って戸締りをなさいました。ジャケットから伝わってくるAさんのお背中の背骨の感触が思い出されます。

病院に向かうタクシーでは、〝家で過ごした二週間は、神様の贈り物だったわ！　だから今日入院できるのはベストタイミングよ。明日はわからないもの〟と話されていました。

そして病室のベッドに横になると〝暑いから窓開けてください！　お水もください〟と。お水をゆっくりと口に含まれ、安心なさったのか目はトロトロとしていらっしゃいました。

ご自分の病気に真っ向から立ち向かい、立派な人生の幕引きをなさった方でした。素敵な方にお会いできましたこと、感謝申し上げます」

Yさんのメールから、残された最後の時間、彼女がどのように過ごして逝ったのかが、伝わってきました。Yさんはご主人をがんで亡くしたあと、ヘルパーの資格を取得し、私たちの活動に参加してくださっています。Yさんのような感性豊かな介護者に支えられ、Aさんは短くも充実した人生を本当に駆け抜けた人だったと、少し生き急いだ感はありますが、心からご冥福を祈りました。

しておきたいことを叶えるための準備

Aさんの経過をふり返って、「彼女自身が病気のことをしっかり医師から聴こうとしたこと」が一番よいことだったと思います。

がんの患者さんの多くは、医師の説明がよく理解できないままに、治療が延々と続いていきます。その治療は、本人の体力・気力が残っていて、まだやりたいことができる貴重な時間まで奪って続けられて、緩和的な医療が入っていかないつらい状況になることが多いのです。急激に病状が進んでも、結局病院に頼るしかなく、家に戻りたくても戻れない人が大半です。

そういった意味では、Aさんには自分の先行きの海図が引かれ、少し前を見ることができ、しておきたいことを叶える準備ができたかなと思いました。

秋山が、どうしてこんなに急いで準備しているのかと、Aさんは思っていたかもしれません。でも私は、がんの病状が進んでいくと、自分の考えがまとまらない状態になってしまうのがわかっていたので、そうなる前にと、緩和ケア病棟の面接なども早めに受けてもらいました。その成果として最後の半年、彼女の考えた通りに、一つひとつ、気がかりを整理できたのではないかと思います。

緩和医療がきちんと入ったおかげで、症状をコントロールすることができました。この時点で、この状態がまだまだ続くのだとしたら、彼女の「やりたいこと」のひとつである、大学の教員公募に書類を送っていたに違いないとも思います。

Aさんの希望を話してもらって、ちょっと無理があるかと心配しつつも、全部を否定することはせずに、彼女の願うままに取り組んでもらいましたが、これはこれでよかったのだと思います。希望はいつでももっていたいですし、そこにかける彼女の思いとエネルギーは、誰にも真似ができないほど強いものでした。

地域の病院、在宅医療チーム、緩和ケア病棟、在宅サービスのチームと、日頃からの顔の見える関係のなかで人々の力を引き出し、つなぎ、このような体験が次の新たなつながりへと発展していきます。

第四章　健やかに暮らし、安心して逝くために

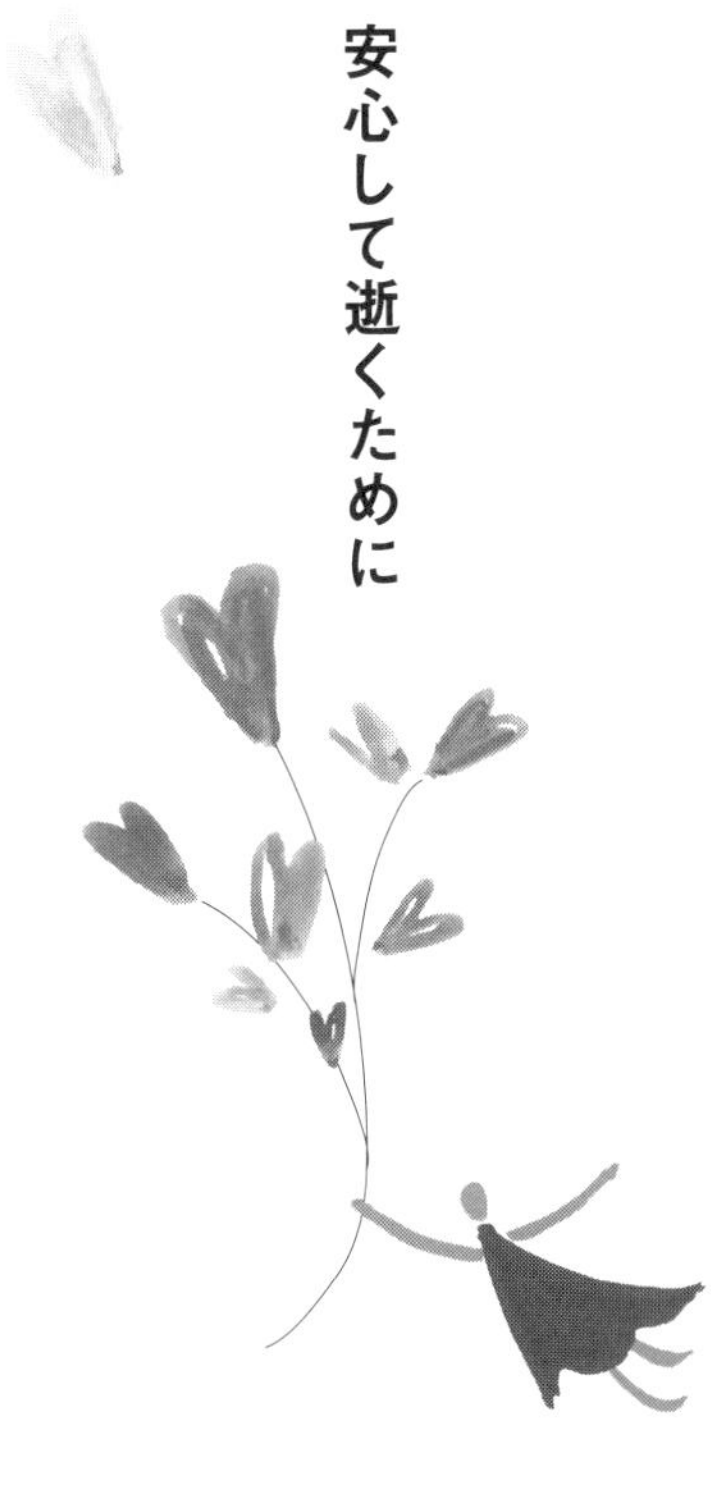

まちをつくるシンポジウム

本シンポジウムは、具体例を通して地域連携が機能していけることを情報発信していきたいと東京訪問看護ステーション協議会城西ブロックが企画し、中野区医師会およびＰＣネットの共催により、二〇〇九年九月に開催されました。

西原明さんに初めて会ったのは二〇〇八年の六月。西原さんは七九歳で、大腸がんの再発・転移があり、「余命はあと一年」と告知されて半年後のことでした。

友人の萩尾信也さん（毎日新聞の記者）とともにあらわれた西原さんは、残された時間を「できるだけ自宅で過ごしたい」と希望されました。

しかし、仕事をもつ奥様との二人暮らしであることから、緩和ケア病棟も視野に入れながら、地域の在宅医療とつなげていく方向で考えていくことになりました。

そして地域の診療所の中村洋一先生にかかりつけ医になっていただき、症状緩和に努めながら、念願であったタイとロンドンを旅行されました。

その後、救世軍ブース記念病院緩和ケア病棟に体験入院し、絵を描いたり、これまでの活動をまとめたりして過ごされました。

二〇〇九年の年明けに体調を崩し、再び緩和ケア病棟に入院、それから一度退院し、八〇歳の誕生日を家族に囲まれて過ごされたりもしましたが、二〇〇九年

西原明さんの経過

年	経過
2001	大腸がんと診断され、最初の病院で手術 セカンドオピニオンで国立がんセンターへ
2006	大腸がん再発のため手術、人工肛門に
2007	12月　大腸がん再発・転移と診断され、「余命はあと1年」と告知される
2008	6月　秋山と出会う（79歳） 8月　中村医師に初診 9月　タイへ旅行 11月　ロンドンへ旅行 帰国後、大量下血で緊急入院となる この頃ホスピスを4か所見学し、救世軍ブース記念病院を選ぶ 12月　ブース記念病院の関医師に初診
2009	1月　訪問看護師の初回訪問、訪問調剤が入る 体調を崩し、ブース記念病院緩和ケア病棟に入院 2月　「退院前カンファレンス」を経て退院 3月　80歳の誕生日を家族に囲まれて過ごす 3月末　病院のお花見に参加。その後、緩和ケア病棟に入院 4月18日　永眠

四月一八日、お孫さんの読む聖書の言葉に送られて、息を引き取られました。

「あなたは一人じゃない」と言い続けた寄り添い人、ご自身の最期

私は、西原さんの在宅ケアの最初のところにかかわり、必要なケアを受けられるよう中野区で在宅ケアに携わる方々につなげました。その後は折々に経過を聞かせてもらっていましたが、緩和ケアが実現できる地域づくりのひとつのケースとして、シンポジウムを開き公開することを提案したのです。

秋山がコーディネーターを務め、西原さんとの物語を、奥様、友人、在宅医師、訪問看護師、そしてホスピス医がそれぞれ、語りました。

牧師の西原さんは、ＮＰＯ法人国際ビフレンダーズ東京自殺防止センター副理事長として、奥様の由記子さん(所長)とご一緒に、自殺念慮のある人からの電話に「あなたは一人じゃない。電話がつながっていますよ」と語りかけ、大晦日は、萩尾記者と恒例の「年越し電話相談」をされてきた人でした。

シンポジウムは、地域の緩和ケアネットワークがうまく機能しながら西原さんを支えていった経過をお伝えしたいことはもちろんですが、自殺予防のための活動を続け

てきた西原さんの人生の最期にかかわれたことの意義、西原さんが死を真正面からとらえ、どう生き抜き、どう死んでいったかを考えることも大きなテーマです。

在宅医療・地域の病院・ホスピスの連携で、病状に合わせた居場所をつくる

在宅医師　中村洋一先生の語り

自宅で最期を迎えたいと希望される方が、大変多くなっております。個人としての自覚も増してきているのだと思います。

現在は、がんに対していえば「がんです」ということをきちっと説明することが普通にされています。事実を知らされ、次に考えるのは療養の場をどこにするか。選択肢は、病院か自宅かということになります。

地域での緩和ケア体制はどうなっているか

ただ、決断された個人にとって時間的余裕（残された時間）が少ないので、早急に地域でケア体制をつくらなければなりません。医療保険制度、介護保険制度をよく知っ

ている人がいればコーディネーター役となって速やかなシステムづくりができるのでしょうが、なかなかそういう人にはめぐり合えないのが現実です。

がん末期では、二四時間の医療・ケア体制が必要になってきます。急変したときに速やかに治療ができる、ないしは、家族が疲れたり、ご本人も家ではちょっと疲れるということで、一時的に入院して休めるような施設が、まだまだ不足している状態です。

私自身も苦い経験がありますが、介護保険の認定審査結果が出るまで時間がかかり、サービスが入らないままに亡くなってしまうケースもあります。

中野区では、在宅の緩和ケアに携わる医療職として、主治医、それから担当してくれるステーションは見つかりますし、また、中野区では医療連携を取っている地域の病院もあり、ホスピス病棟も近隣だけで三つあります。大変恵まれている地域です。ただし、緩和ケアを具体的にアドバイスできる医師となると、大変心もとないところがあって、私も積極的にアドバイスできるような知識があるわけではなく、やはり専門的な相談ができるネットワークがほしいと思います。

麻薬を扱う薬局も必要です。数多くはありませんが、中野区ではリストをつくって、利用しやすいようになっています。

「本人の希望をかなえる対応を」「何とかサポートしましょう」

西原明さんは脳梗塞を患っており、右半身の不全麻痺がある。しかし、頭はクリアで、弁舌はさわやか。車の運転もしていて、傍《はた》から見るとビックリするほど、大変アクティブな方でした。

二〇〇一年一二月に大腸がん（下行結腸がん）の手術をし、その後、二〇〇六年に骨盤内再発を起こして再度の手術。人工肛門を造り、骨盤内のがんは治療困難で、ご本人も何もしないほうがいいと決断されます。

私の診療所での初診は、二〇〇八年八月二日。訪問看護師の秋山正子さんと、友人の新聞記者である萩尾さんが付き添っていらっしゃいました。そして、「本人の希望を叶える対応を」と話されました。左肺に転移があり、膀胱にはがんが浸潤していて、前立腺のところを圧迫して血尿が出てきているという状況でした。

ご本人は、まず「タイに行きたい」と。次には「ロンドンに行きたい」と希望されました。「えーっ」と思いましたが、「いろいろトラブルが出るかもしれませんが、なんとかサポートしましょう」とお答えしました。そして「ホスピスを見学したい」と希望されました。また、ご自分で「人はどうやって死んでいくか、死を迎えるのか大変興味があり、ワクワクしています」と話されました。

西原さんが、自宅で緩和ケアを受けるようになってから実現できたことは、タイに行ったこと、以前住んでいた大阪へ行ったこと、ロンドンへ行ったことです。それから、「春の花見ができるかなあ」と心配していたことも、ブース記念病院ホスピス病棟のお花見会に参加でき、実現しました。

西原さんを支えた中野区の緩和ケアのネットワーク

その間には、西原さんを支えてくださった、たくさんの方々の存在があります。

たとえば大量下血をしたとき、西原さんはS病院に入院されました。

正月に膀胱カテーテルを入れましたので、以後は訪問看護ステーションに入ってもらっています。現在は、訪問看護ステーションが唯一、実質的に二四時間連携可能な在宅の組織です。オピオイドの知識があって、緩和ケア対策ができる看護師を育成してほしいと思います。

熱が出てちょっとつらいというときは、一時的にブース記念病院のホスピス病棟にお世話になっています。そして最期もブース記念病院に入院して過ごされました。

麻薬が必要になりましたが、中野区では、「医療連携ガイド」を作成し、そこには麻薬取扱薬局リストも掲載されています。訪問薬剤管理についても明記してありますので、近くの薬局にお願いできました。

西原さんは、家の近くのY医院で健診や予防接種を受けていましたので、私が地方に行かねばならないときに代診をしてもらいました。これは大変安心でした。

“本人の気持ちを確かめ、覚悟を促す”役割が必要

そもそもの始まりは、西原さんと一緒にいのちの電話を行なっている萩尾氏から、秋山さんに相談がありました。

秋山さんは、本人の気持ちを確認したうえで、私のほうへ紹介があって、診療日に西原さんと一緒に来て、言った言葉が「西原さん、わかりました? これからは中村先生が主治医ですよ。ほかの医者の言うことを聞いちゃいけませんよ」。そういうことで、本人に覚悟を決めさせたということがありました。

この秋山さんがしたような「在宅ケアコーディネーター」という役割が、地域に必要と思います。医療・介護・生活を理解、把握して、その知識と経験をもって、本人

の意思を引き出す。こういうことができるのは、第一に看護職であると思います。

システムとしては訪問看護ステーション、大きな病院では医療連携室、または退院支援室、いずれも看護師が担っています。看護師が地域の医師に連絡し、退院前に治療方針を共有することが大事ではないかと思います。

残された時間のなかで、病状が安定すれば、やりたいこともできる

在宅で診ていて、緊急な医療が必要な場合は、そう多くはありません。発熱の場合は原因がわからないことが結構あるので、とりあえず抗生物質を投与したり、必要によっては点滴をします。なかなか治まらずに衰弱が進む、息切れや呼吸困難感が強くなる、痛みが強いなどの場合は、病院との協力が欠かせません。

西原さんのケースをふり返ると、大量下血、熱発、それから最期は痰と咳が強くて病院にお世話になっています。

ブース記念病院の緩和ケア病棟には、最初の熱発のとき入院し、途中の高熱の発生では、退院して自宅療養に戻っています。最期のときも「いつでも具合が悪かったら入院していいですよ」と関先生から言われていまして、ご本人から呼吸困難で「もう

つらいので入院してもいいか」と、私のところへ電話がきて、入院となりました。したがって、緩和ケア、ホスピスといっても、いったん入院すれば最期までというのではなく、状態がよくなれば帰ることができる。そういう使い方もしていいのだということです。

オーストラリアなどでは「自宅・地域の病院・ホスピスの三つが連携し、固定するのではなく、病状に合わせた居場所をつくって、地域でケアをしていこう」という関係ができています。中野区でも、残された時間のなかで、病状が安定すれば自分でやりたいこともできるという、状況に応じて使い分けて過ごせるような療養環境を地域につくりたいと、取り組みを進めているところです。

地域病院に期待すること

私たち在宅医療医が病院に期待したいのはやはり、緊急時の対応です。オピオイドの導入について、在宅で自信がなかったり、少し躊躇《ちゅうちょ》してしまう場合は、やはり病院での集中した観察によって早期に導入を図っていくことも必要と思います。家族のレスパイトのための病院利用もあると思います。

緩和ケア方法のアドバイスについても、地域病院に期待するところがあります。末期がんの患者に対する治療について、その倫理的な問題について、主治医は一人で悩んでいますが、主治医だけでは決められませんし、相談する相手、仲間も少ないです。たとえば、まったく食べられなくなっている人に「中心静脈栄養をすれば少し延命できますよ」という話をしても、「それは結構です」と家族が言えば、それ以上は勧められない。当たり前といえば当たり前ですが、医師が一人で責任を負わなくてはいけないことになり、心理的につらい部分があります。必要なアドバイスがもらえたり、相談できる医師がいたらと思い、地区の医師会でそういうことができないかと発言しています。

地域医師会にバックアップ期待

中野区医師会では、かかりつけ医紹介窓口を設けています。この窓口は介護保険が始まり、主治医意見書が必要になって急に相談が増え、その後は減っていたのですが、最近になって、窓口の存在が知られてきたため、そして緩和ケアを必要とするケースが増えてきたために紹介件数が上昇に転じています。

今、各地の医師会では診療所同士の連携の議論を始めております。たとえば「長崎在宅Dr.ネット」は、主治医と副主治医制というのを設けて、在宅の方々をカバーしようと取り組んでいます。中野区でも、二四時間の互いの仕事をカバーし合える連携を議論しているところです。

主治医の判断へのサポートも、これからは必要ではないかと思います。末期がんだけでなく、たとえば気管切開をしなくてはいけない、胃ろうを造らなければいけないなど、判断が難しいケースは、医師・看護師が一人で悩むのではなく、相談できるところが必要かと思います。

介護保険をフルにいかす

介護保険はなるべく早く申請し、ケアマネジャーにつなげて、退院後の環境をつくる必要があります。中野区の介護認定審査会では、末期がんの方の申請には優先して審査を行なうように決めています。隣の杉並区では、末期がんという診断がつくと「要介護1」と決まり、すぐ対応するそうです。

ケアマネジャーの医療知識の向上も重要です。また、緩和ケアはケースによっては病状変化が速く、激しく、痛みなどが出て、訪問介護の方が怖がってしまうケースがあります。介護職に対する研修をくり返し行なっていくことも必要です。地域で緩和ケアの啓発活動を行なって、理解を深めてもらうことも大切と思います。

西原さんのケースでは、退院のときに、ブース記念病院で「退院前カンファレンス」を実施しております。そこでは各職種の役割分担、病状変化時の対応方法など、家に帰ってからのケア方法について議論して、その後、安心して療養生活に入れたという経過があります。

地域でできていること、できていないこと

中野区で実現できていることとは、①かかりつけ医紹介窓口が設置・運営され、地域で必要なときに主治医を見つけることができる。②この数年で急速に病診連携が進み、状態が悪化した場合、一時的に入院するためのベッドを確保している。③どこの病院にも医療連携室、退院支援室があり、地域の医者と病院のあいだのコミュニケーションが高まっている。④介護職を対象とした講演会を開催し、緩和ケアの知識向上に努めている。

一方、実現できていないことは、①診診連携の充実、緩和ケアをサポートする体制があまりないこと。②末期がん患者を受け入れる介護保険のデイサービス、ショートステイの施設がない。これは保険料を負担しているにもかかわらず医療処置の多い人が使えないサービスは問題であり、行政の責任は大きいと思います。

覚悟を決めて穏やかな在宅生活

西原さんと奥さんの穏やかな生活の、その最後のところを少し手助けできて、貴重な経験をさせてもらい、ありがたかったと思っております。本人も、家族も覚悟を決めたうえでの在宅生活でした。在宅では点滴も行ないませんでした。西原さんはご自分の仕事を成し遂げられて、天に召されていかれたのではないかと思っております。できればもっと長くお付き合いしたかったとも思っております。

中村診療所所長

自分のやりたいことをして、いのちが尽きたらそこでおしまい

奥様　西原由記子さんの語り

地域の医師中村先生と、訪問看護ステーションの皆さん、それからブース記念病院に入院させていただいて関先生や看護師さん、いろんな方々が、皆つながりあって、一人のいのちの最期をまっとうできるようにしてくださったというふうに実感しております。

西原は非常に呑気な面と、頑固な面とありました。自宅は、寝室とリビングルームがちょっと離れているんですが、「オーイ」と声がかかる。あまり声を出すと消耗するだろうと思って、スイスで買ってきたカウベルの小さいのを鳴らすということにしたら、しょっちゅうガラガラーンと鳴らすんです。それに加えて、何だかんだと言うのです。

結婚五一年目か、五二年目になりますが、「私はこの人と結婚して、本当に幸福だったんだろうか」という思いが、チラッとしたことがございました。どれくらいつらかったか、何がどうつらかったかは言えないし、はっきりしていませんけれども、とにかく非常にワガママでした。九州男児はホントにしょうがない、と思いました。

ひやひや、ドキドキの大冒険

そういうなかで「がん」とわかったときに、萩尾さんに、「どうしたらいいんだろう」と言ったら、「なんで今頃、言うのか。ちっとも勉強しとらん!」と叱られました。

最初の病院で手術をして、セカンドオピニオンで国立がんセンターへ行きましたら、手術をした病院の治療結果と同じことを言われたんですね。それで納得して帰ってきまして、あとをどうするかということになったときに、「ホスピスがあるよ。ダブルブッキングしても大丈夫だよ」とアドバイスされ、四つぐらい見学に行きました。ブース記念病院は、私も気に入りまして、よかった、よかったということで帰りました。

そんなことで、何としてもがんと闘わなくてはいけないということではなかったのです。私の妹が同じようにがんで、若かったものですからがんと闘うんです。必死に闘っていました。それに反して、西原はがんを受け入れ、やりたいことをやって、いのちが尽きたらそこまでなんだからというかたちでした。

大冒険でしたけれど、最後に行きたいということでタイで行なわれた研修に行き、歓迎され、元気なものですから、タイの人たちには、「どこが悪いんだ？ 元気じゃないか」と言われました。大量下血の心配から、タイで日本語のわかる人がいる病院を四つぐらい調べてから行きましたが、何事もなく帰ってきました。

それから一か月おいて、一一月にロンドンに行きました。ロンドンは、タイよりも飛行機に乗っている時間が長いので、ひやひや、ドキドキでしたけれど、何もありませんでした。

ロンドンでは世界で初めて自殺防止の活動を始めたサマリタンズの創始者・チャドヴァラ牧師さんの記念式に出席したのですが、皇太子の隣に私たちの席が与えられて、非常に光栄に思いました。

タイに行き、ロンドンにも行き、「やりたいことをやったね」という感じでした。

ブース記念病院に入院

二〇〇九年の一月二日まではよかったけれど、三日目に熱を出しまして、ガタガタ震えがくるんですね。熱を測ったら38度ある。中村先生に電話をしましたら、処置をしてくださり、下血が起きたときも、中村先生に、「どうしましょう」と相談しました。

中村先生に相談しながら、一月一三日にブース記念病院にお世話になるんですけれども、訪問看護師さんが、少しラッセルというのか、雑音が聞こえるということで「ひょっとしたら肺炎になっている可能性もある」と言われて、それでブース記念病院へ行きました。中村先生は、「ホスピスじゃなくて普通の病棟になるかもね」とおっしゃったので、「わかりました」ということで行ったわけです。行ったら、いろいろなところで検査を受けて、いきなり六階のホスピスのほうへ運ばれたんですね。

そのとき西原が開口一番、関先生に、「ここは、僕が入る権利があるんですか?」と言ったのを覚えております。「十分権利がありますよ」と言われて、病室に招かれていきました。病室からは、富士山が見えるは、何が見えるはで、「よかった、よかった」と、さっそく絵を描いたりいろいろしていました。

病院生活は大変楽しくて、でも、だいぶ翻訳もゴチャゴチャになってきまして、コンピュータでいろいろ見るんですけど、何が何だかわからないんですね。なかなかまとまらなくなっていったようです。

「家に帰るなら、今ですよ」

一時期、「家に帰るなら、今ですよ」と言われました。帰るとなったらベッドから何から、全部調えなければいけません。介護保険の認定を受けて、どうなっているかがわかって、「凱旋《がいせん》しようか」となったら、早いほうがいいということになりまして、私が、一人大騒ぎして、ベッドが入れられるようにして退院となりました。

いろんな思いで帰って来ることができ、自宅で八〇歳の誕生日を迎え、家でも大変楽しく生活いたしました。本人としては、家に帰ったらもう少し何かできると思ったみたいです。それが、どうもできなかった。残念ですけれども、まあ、なるようになるさと受け入れるのも早い人だったと思います。調子がいいと「コンピュータを出せ」「何をする」ということでやっておりました。

最期は、痰が切れなくて、呼吸が大変困難になってしまい、「どうする?」「どうしたらいいの?」「病院に行く?」と聞いたら、「うん、行く」って言いました。それで、電話をかけて、救急で入れていただきました。

最期の入院でも大声で喧嘩しました

ブース記念病院で最期を迎えて、大変よかったなと思うのは、まあ職業が牧師ですから、いろんな人と話がしたいんですね。担当の看護師さんに、「あんたは、なんでこの病棟の看護師になったの？」というようなことを聞いたりして、「こうでね、あでね」と教えてくださると、「そうか、そうか」と話をしていました。

入院してからも、私たちは大声でよく喧嘩をしました。するとそうっと、病室のドアが外から閉められたこともありました。互いに意見を言う関係でありましたので、さぞ周囲にうるさかったと思います。

最期、だんだん弱ってきているときに、ブース記念病院のイースター礼拝に参加できました。そのときは、少しリクライニングできる車椅子を貸してくださって、水も飲まなくてそのまま四〇分ぐらい、そこでちゃんと過ごしました。それからベッドのまま下に降りて桜も見させていただき、「よかった、よかった」と言いました。

人間はどうやって死ぬかを見せる——子に遺す宝

人間というのは、だんだん欲が出ますね。西原も「あと、何ができたら……」と言っていましたが、最期まで愉快に過ごすことができたと思います。

前日までインフルエンザにかかっていた孫が、最期の日にやっと許可を得て病院に駆けつけました。

孫が「おじいちゃん！」って呼びかけましたが、おじいちゃんは朦朧《もうろう》としていますから聞こえないと言ったのですが、「いや、そんなことはない」。耳元で、「おじいちゃん、ミツルが来たよ！」って一生懸命声をかけたら反応したんですね。「ほら、聞こえてるでしょ！」と。それから「聖書を読んであげて」と言って、一章を読んでいるあいだに、スーッと亡くなっていったので、孫にとっても、皆にとっても、人間はこのようにして死ぬんだということを教えてくれました。本当にいい時間だったと思います。

私自身のことになりますが、母親が、やはりがんで死んでいるんです。自分が死ぬときはわかりませんが、親が最期に示してくれる宝のひとつは、人間がどうやって死んでいくかということを、娘たちに教えてくれたことだなと思い出していたんです。

西原自身も、自分がどうやって死ぬのかということを、大変興味深く思っておりました。死ぬ前に、自分の葬式はこうだ、ああだと、聖書を読むところから、讃美歌をどうするとか、全部自分で決めるんです。誰に式をしてもらって、誰にどうしてもらうかということを、全部決めて死んでいったなと思うんですけれども、自分でも「俺は死ぬんだ」ということで、満足して死んでいったんじゃないかと、思っております。たくさんの方々に見守られ、つながりのなかで人間のいのちがまっとうされたということで、本当に幸福な西原明だったと思っております。

NPO法人国際ビフレンダーズ東京自殺防止センター・電話相談(年中無休、相談受付時間は夜八時から翌朝の六時まで)☎〇三－五二八六－九〇九〇

「死と向き合うことは、今のいのちと向き合うことですよ」

友人　萩尾信也さんの語り

私が初めてお会いしたのは、七年前です。当時、私は自殺の取材をしておりまして、そのなかでご夫妻に出会いました。後に、僕自身もボランティアの研修を受けて、電話相談のお手伝いをしてまいりました。とくに、大晦日から正月にかけての年越しの電話番は、毎年、西原ご夫妻と一緒に年を明かすのが恒例になっておりました。

「僕のいのちは、あと一年だ」と、明さんが年越しそばを食べながらおっしゃったのが、二〇〇七年の大晦日でした。二〇〇一年に大腸がんと診断され、その後再発したことは承知していたのですが、「末期」に至ったことは知りませんでした。

そして二〇〇八年の年が明けて、明さんはその後も電話番に月に二～三回入られて、活動を続けてこられました。

「やりたいことは何ですか？ それを実現させましょうよ」

僕が、秋山さんを西原さんに紹介したのは、二〇〇八年の六月頃だったと思います。秋山さんと西原ご夫妻は、センターで初めて会われたのですが、そのとき、秋山さんは西原明さんに笑顔でこういうふうにおっしゃいました。「やりたいことは何ですか？ それを実現させましょうよ」と。明さんは、非常にうれしそうに、あっちにも行きたい、こっちにも行きたい、あれもやりたい、これもやりたいと、大変、欲張りに話をされました。

八月でしたか、秋山さんから中村先生を紹介していただきました。そのときも、明さんの「タイに行きたい」「ロンドンに行きたい」という話に、中村先生は「やりましょう」「向こうで倒れたって、本望ならいいじゃないですか」という感じで応えていらっしゃいました。

写真1は、タイで、自殺問題に携わる人々の国際的なセミナーがあって、そこへ行かれたときのものです。続くロンドンでは、明さんが自殺防止センターをつくりあげる際の大きな原動力になった英国人の牧師さんの追悼ミサに出られました。

そして、写真2が二〇〇八年の大晦日です。年越しそばを一緒に食べました。

写真１　象に乗る西原さんと由記子さん

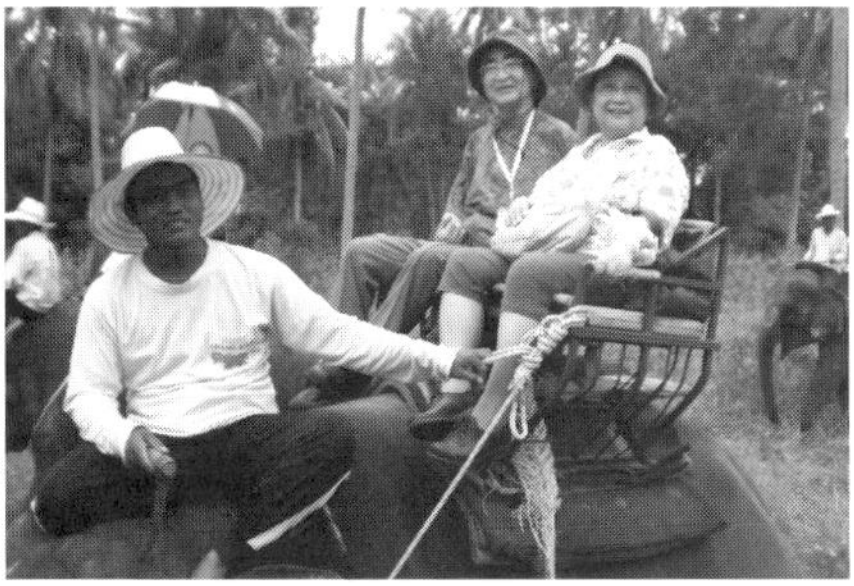

写真２　年越しそば

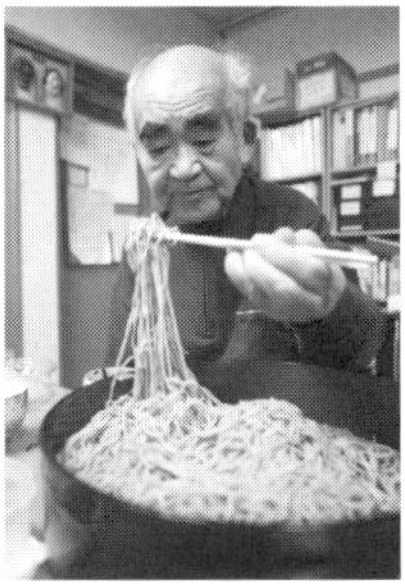

写真３　自宅での誕生日会

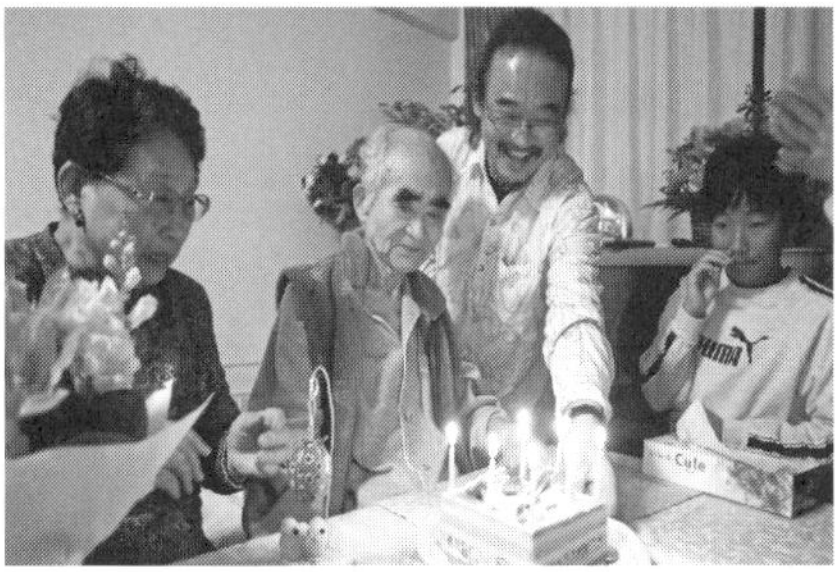

写真４　花見

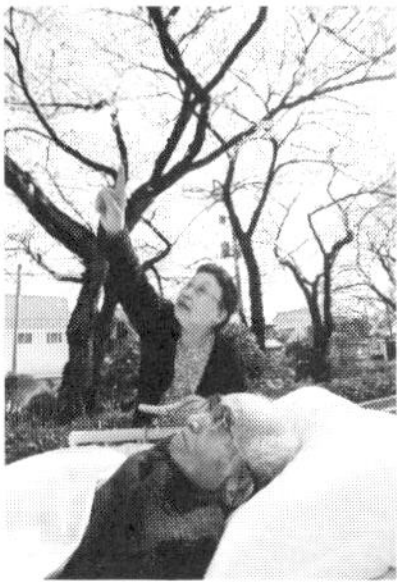

写真５　聖書の言葉に送られて

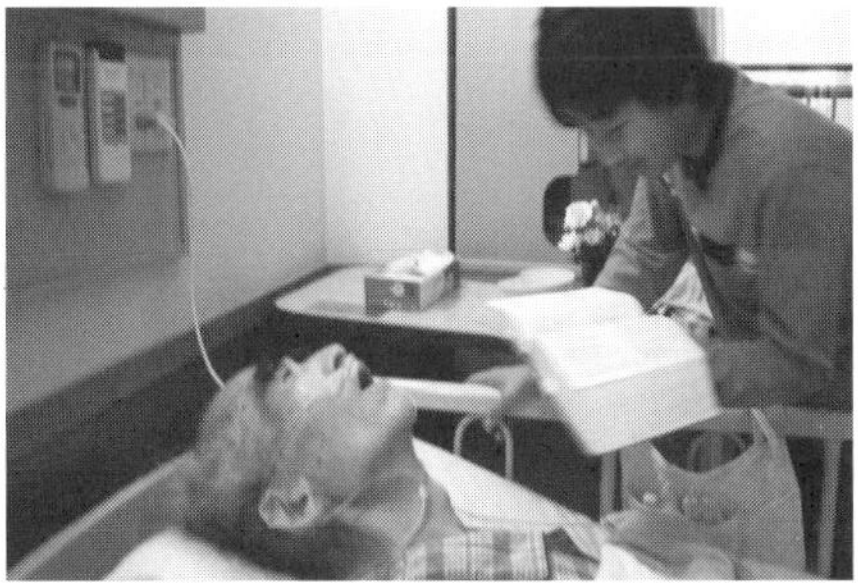

容態悪化に備えて診療プラン・ホスピス見学

明さんの容態が急に悪くなったのが、年明けの三日でした。

事前に、秋山さんと中村先生は、今後の診療プランを考えていて、周辺にあるホスピスをリストアップしたものをもとに、僕も一緒に見学に行きました。いくつか見学したなかで、「ここがいいな」と、明さんが気に入ったのがブース記念病院です。自殺防止センターのある高田馬場とか、新宿の高層ビル、反対側を見ると富士山が見える。明さんは、絵を描くのが好きでしたから、病院に入ったら絵を描きたいと言いました。何よりホスピス病棟の雰囲気が気に入られたのだと思います。「ここがいいなあ」とおっしゃった。

これはなかなかないケースです。本人が何か所も見学して、ホスピスを自分で選ぶなんて、ある意味、贅沢《ぜいたく》だと思いませんか。通常は、病状が悪くなって、家族が探しに行って、行ってはみたけど、二〜三か月の順番待ちという状況ではないでしょうか。

絵を描き、翻訳の仕事をされることもありました。ブース記念病院の関先生や看護師たちともよく会話されて、明さんは、「いのちに寄り添うという意味では、同じことをやっているんだね、僕たちは」というような話をされておりました。

ホスピスと家を行ったり来たり

写真3は誕生日で、このときは一時退院しました。ブース記念病院では、「またどうぞ」といった感じで、ホスピスから家に戻るのはよいことだという雰囲気がありました。

ホスピスは、最後の場所だと思っている人が多いのではないかと思いますが、「むしろもっと行き来をしたほうがいいんだ」と、関先生にも喜んで送り出していただき、自宅でお孫さんたちとケーキを食べました。

写真4は、花見です。四月初めに、症状が悪化して再入院となって、時間があまりないことを感じられたのか、明さんは、家族や自殺防止センターのメンバーを呼んで、「あとを頼むね」「ありがとう」と言われました。

最期は、声が出ずに会話が難しくなりまして、そのときは、五十音表を指しながら会話しております。亡くなる前日は、家族や仲間が集まって、思い出話で盛り上がりまして、とても素敵な時間だったと思います。

写真5、これは四月一八日、亡くなるまさにその瞬間です。この日は、昏睡状態に陥りながらも、ときどき皆の話題に反応しているような気配がありました。お孫さん

が最後に、明さんが大好きだった聖書の言葉を読みあげました。「コヘレトの言葉」です。〈何ごとにも時があり、天の下の出来事にはすべて定められた時がある。生まれる時、死ぬ時、植える時……〉。これを読み終わると同時に、実に感動的な旅立ちをされました。

「死と向き合うことは、今のいのちと向き合うことですよ」と、生前、明さんはおっしゃっていました。明さんの死は悲しいことではありますが、実に多くの学びをいただいたと、感謝しております。

毎日新聞社会部記者

行なう医療やケアが「患者さん自身にとってどうなのか」を常に考えて

訪問看護師　宮澤素子さんの語り

西原さんは、当ステーションの訪問看護師二人がお手伝いさせていただきました。私は、管理者として、西原さんご夫妻のご意向をどのように受け止めて、医師やケアマネジャーと連携をとっていったかを、お話ししたいと思います。

訪問看護は、二〇〇九年一月六日が初回訪問でした。中村先生からは、お正月の二日にメールで依頼を受けておりました。依頼内容は、「直腸がんの末期と右半身マヒを抱え、今まで通院が可能でしたが排尿障害が出現したため本日カテーテル留置となりました。さらに今後は丸山ワクチン接種を希望されていますので確実に注射が必要になります。対応可能でしょうか？」というものです。ステーションは初仕事が五日でしたので、本当に申し訳なかったのですが、翌日、初回訪問を行ないました。

その後、訪問看護は週二回程度うかがって、病状チェック、排尿カテーテル管理、保清の援助をしています。一時は在宅での対応が難しくなり、入院されました。二月二〇日に病院の退院前カンファレンスに参加させていただき、二三日、今度は介護保険サービスを利用されて退院されました。

三月一二日には、ご自宅で、八〇歳の誕生日をご家族と一緒にお迎えになり、四月一日、病状が急変されてブース記念病院に入院されました。

亡くなられた一か月後、五月二二日、グリーフ訪問というよりも、私どもの看護はどうだったのかということもありまして、私と担当看護師二人とケアマネジャーの四人でご自宅にうかがわせていただきました。そのときに奥様から、ホスピスでの様子ですとか、お写真を見せていただき、改めて西原さんのお人柄や功績を、私たちは知ることができました。

在宅での西原さんの状態によって三つの時期に分けて、印象に残った西原さん自身のお言葉とともに、看護でどんなことを考え、どんな看護を提供させていただいたかをお話ししたいと思います。

「大丈夫です。自分で動けます」の時期――初回訪問から入院まで

一月六日、初めて西原さんをお訪ねしてご夫妻にお会いしたとき、西原さんは微熱もあり、慣れないバルンカテーテル（尿が出ないときに出すため尿道に通すチューブ）につながれ、ベッドから車椅子への移動が大変そうでした。

「お手伝いしましょうか」とお尋ねしましたら、西原さんは「大丈夫です。自分で動けます」とおっしゃいました。右半身の麻痺はもとからあり、一月二日からバルンカテーテルをされて、仙骨に一度の褥瘡が見られる状態でしたが、リハビリでここまで自立した生活を送られてきた西原さんです。私は「まだ大丈夫」という西原さんの意気込みを感じました。

この日は、副所長と二人でうかがいましたので、バイタルサインの測定・清拭・陰部洗浄・足浴・爪切り・褥瘡ケア・痛みのアセスメントを彼女が行ない、私は、奥様に訪問看護のご説明をしました。そして高熱後の微熱や褥瘡もあって、西原さんの状態が不安定であったので、奥様に三日後の訪問看護を提案し、その後の予定は次回の

訪問後に相談することとしました。さらに介護用ベッドの利用などについても検討しました。

奥様が西原さんの介護をされるには、介護用のベッドが望ましいと考えましたが、西原さんが、その頃はまだ起き上がりや立ち上がりができていらっしゃったこともあって、できる力を大事にして、介護用ベッドの導入は少し様子を見ることにしました。

介護保険の認定は、「要支援1」をおもちでしたが、ご利用されていませんでした。私は、奥様はお仕事もあるので、今後、訪問介護が必要になるとも考えました。西原さんの状態で利用できるサービスをご説明し、ケアマネジャーの依頼や併設の介護事業所のサービスを入れようという了解も、このときにいただきました。

西原さんは「要支援1」よりもう少し進んだ状態と判断し、介護保険の認定区分の変更申請を代行（必要な手続きを、ご本人やご家族に代わって行なう）することから始めることにしました。

訪問看護の契約をするということは、利用者さんにとって、在宅療養の決心をするということにもなります。私は、西原さんにご説明をしながら、奥様が実際に訪問サービスを受けることに少し戸惑われているように感じました。

ですから、初回訪問のあと、訪問看護ステーションに戻ってケアマネジャーに区分変更手続きの代行を依頼したときに「実際の介護サービスの導入は、すぐは難しいかもしれない」と伝えました。ですが、次の三日後に訪問看護にうかがったときに、奥様のほうから「介護保険のことで相談したい」と言われましたので、ケアマネジャーに伝え、ケアマネジャーは翌日訪問してくれています。

「リハビリは進みませんでした」の時期――退院準備から自宅での日々

その後、血液検査の結果から点滴が必要ということで、訪問看護に依頼があり、訪問の日程調整をしているあいだに、ブース記念病院にご入院となりました。

入院中も、中村先生から、「次に自宅に戻られたときは介護用ベッドの準備が必要かもしれない」とか「やはり在宅は難しいかも」といったメールをいただいていました。ご退院は無理かとも思っていた状態でした。

けれども、もう一度ご自宅に帰られるということで、二月に病院で、退院前カンファレンス（病院から自宅に退院する準備を、病院で在宅ケアの医療者も一緒に相談する会議）が行なわれ、この折に、久しぶりにお会いした西原さんはお元気そうに見えましたが、「リハビリは進みませんでした」と私におっしゃった言葉が心に残っています。

この日の退院前カンファレンスでは、病棟の看護師から、会話がかみ合わないことがあったり、転倒されたことを覚えていないということで、見守りが必要であることを聞きました。そしてブース記念病院の担当看護師から「いつでも再入院可能です」と聞き、大変心強い思いでした。退院後は、訪問看護に加えて、介護用ベッドと訪問介護を導入すること、そして訪問入浴の相談もしました。

「とうとう食べられなくなってしまった」の時期

こうしてもう一度ご自宅に退院された西原さんは、居間のベッドで、サイドテーブルを利用して、翻訳のお仕事をされていました。奥様の自殺防止センターの電話相談のお仕事が滞らないように配慮されておられましたし、三月一二日の八〇歳の誕生日は、ご家族で楽しく過ごされたそうです。

訪問看護師は週二回訪問し、痛みの状態をみながら医療用麻薬の管理や入浴介助、排便や食事などの相談にのっていました。ヘルパーは週三回訪問し、排泄や更衣介助、清拭や移乗・移動介助などの援助を行なっていました。

お誕生日を過ぎたころ、食後急に嘔吐されたり、痰の切れが悪く、排尿の違和感も常時あるという状態になられ、お仕事に集中できないということでした。担当の看護師に、西原さんは「とうとう食べられなくなってしまった」と、嘆かれていました。

看護師は、西原さんのライフワークを大切にしたいと思い、気分の悪さを気にしないように過ごしている西原さんのスケジュールに合わせた訪問を行ない、また介護職からも「ヘルパーが訪問することで西原さんの仕事の邪魔にならないか」とケアマネジャーに日程調整について問い合わせがありました。在宅で過ごす西原さんの時間を、とても大切に考えていたと思います。

三月末、食事がほとんど入らず、四月一日に入院となり、四月一八日に奥様から電話があり、お亡くなりになったとうかがいました。

「人生の最期にお世話になりありがとう、と伝えて」

他職種の連携について、「ほう・れん・そう」の大切さ、顔の見える関係、馴染みの関係とか言われています。一朝一夕にはできませんが、やはりお互いのコミュニケーションが大事だなと思います。

利用者とご家族が在宅で過ごすことの意味を、ちゃんと共有できる関係でないといけないと思います。医療者である私たち看護師は、いろいろなケアを的確にすることだけに集中しがちです。が、それに加えて行なう医療やケアが「患者さん自身にとってどうなのか」を常に考え、他職種と相談できる関係、単純な連絡や相談ではなく、「お互いに専門性が発揮できるように他職種を理解し協力できる関係」でないと、終末期の患者さんやご家族の安心にはつながらないように思います。

西原さんの場合は、訪問看護の依頼をいただいてから、中村先生からはメールが七回もありました。ケアマネジャーは同一事業所でしたので、情報が共有できましたし、細かな調整をタイムリーにしてもらいました。訪問看護としては、とても恵まれたチームだったと思います。

中村先生が病院にお見舞いに行かれた日、ステーションにメールをくださいました。「(西原さんの) 覚悟はできているようでした。皆さんに、人生の最期にお世話になりありがとうございましたと伝えてほしいと預かりました」とありました。

短いお付き合いにもかかわらず、私たちにも心配りいただいたことに感謝し、西原さんと奥様が穏やかな時間を過ごされることを、スタッフと一緒にお祈りいたしました。

中野北ベタニア訪問看護ステーション所長

此岸と彼岸を結ぶ橋を一人で渡るとき右の手すりが家族、医療者は左の手すり

ホスピス医師　関茂樹先生の語り

私は西原明さんの最期にかかわらせていただいたホスピス医です。西原さんについて、それぞれの立場から語っていただくと、一人の人がいろんな顔をもっていることがわかり、そのどれもが西原さんその人であるというふうに思います。

写真は、二〇〇八年一二月一六日、毎日新聞の一面に掲載されたものです。武市さんというプロのカメラマンが撮った写真です。普通の人だったら、なかなかカメラを意識して、こんな顔はできない。これができるのが、西原さんのすごさではないかと思います。

「困っていることは何ですか」

最初の出会い

この写真が掲載された日の翌日に、中村先生から、病院の連携室を通して西原さんを紹介されました。西原さんは、奥様と、萩尾さんと三人で、中村先生の紹介状持参で外来に来られました。紹介状は確か、レスパイトと、何かあったときに最終的にお願いするかもしれないという内容でした。

私は、困っていることは何かを聞きました。西原さんは「オシッコがよく出なくて、もれてしまう」「お尻が痛い、とくに車の運転中に痛くなることが多い」「大量の下血で緊急入院したこともある」と言いました。

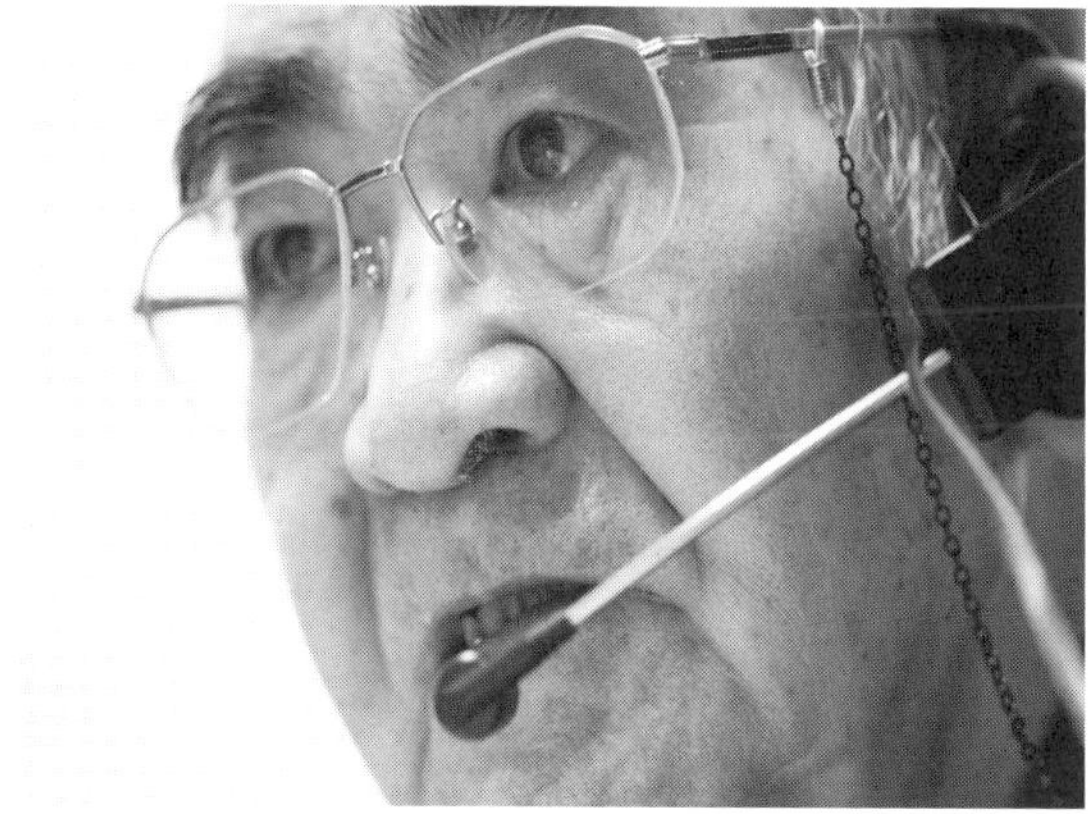

写真　「死にたい」という電話。西原明さんは相手の心を思いやる
（毎日新聞社提供）

西原さんは、七九歳で、右の片麻痺があって、ストマをつけて、そしてがんの末期という状態です。この方が車の運転をしているということに驚きました。「ちょっとまずいな」と思いましたが、顔には出しませんでした。

まずX線を撮って、それからCTを撮って、採血をして、その日は一時間ぐらいお話をしました。


「今の私に、ホスピスへ入る資格はありますでしょうか」と、二回目の外来

そして、翌週の二四日が再診日でした。西原さんは一人で来られました。X線やCTの画像診断と検査結果をもとに、今後の病状説明をするのですが、一人で来た西原さんに私はこんなふうに言いました。

「肺転移があると言われていますけれど、これはおそらく死の直接の原因にならないでしょう。肝転移と腹水が出てきています。骨盤のなかに大きな腫瘤ができていて、これが痛み・血尿・血便・排尿障害の原因です。これをコントロールするためには、オピオイド（モルヒネ系の鎮痛薬）が必要になると思います」と。私は、この時点ですでにオピオイドが必要だろうと思っていますが、主治医は中村先生ですから、一切申し上げません。

「おそらくこの先は、オピオイドが必要になりますから、そのときは車の運転は諦めてくださいね」とだけ伝えました。西原さんのような患者さんに、「〜してはいけない」と言うのは、非常に難しいことです。がんの患者さんが運転中に事故を起こすと、まず警察の調査、そして保険会社が来て病気と事故の因果関係について質問され、ときに医師の責任が問われることになります。ですから西原さんには、「もうこの段階で車の運転は諦めるべきだ」と申し上げたかったのですが、これまでの生活を考えると断定的には言えませんでした。

そして、まさにこのときに、西原さんは言いました。

「今の私に、ホスピスへ入る資格はありますでしょうか」と。

私は、「十分あると思います」と答えました。

余命一年と言われたのが前年の一二月ですから、もうそろそろ終わりになっていいと思っているはずの西原さんですが、このころ、自分の死をそんなには見つめておられなかったように思います。私は中村先生の紹介状への返事に「予後は、まだ月単位で考えられると思いますが、レスパイトでも、エンドオブライフケアでも、いつでも対応します」と、書きました。これが、一二月二四日です。

ホスピスへ入院し元気を取り戻す

その後、排尿困難のため一月二日にバルーンカテーテルが必要になり、七日から発熱、九日からは連日39度になり、在宅ケアは困難となりました。一三日に、中村先生から「入院させて治療してもらえないか」という連絡が入り、同日に入院していただきました。

入院時の血液検査の主なデータは、総蛋白4・7g/dL、アルブミン2・3g/dL、本当の低栄養状態です。白血球は4700でしたが、CRPは13・2mg/dLで、意識は朦朧《もうろう》としておられました。胸水が溜まっており、肺炎と診断しました。

この状態を改善するために少量のモルヒネ5mg/日で持続皮下注するとともに、ステロイドと抗生剤も投与しました。翌日には解熱し、会話も円滑にできるようになりました。

「さあ、もう一度自宅に帰そう」自宅退院の準備

その四日後、西原さんは、「ここはホスピスで、私のような状態のものがこんなにゆっくりしていてよい場所ではないですよね」と言われました。

私は、笑いながら何とも言わなかったのですが、「これが西原さんの本心である以上は、さあ、もう一度自宅に帰そう」と心に決めました。

ADL改善のためにリハビリを開始しました。それからモルヒネの持続皮下注を内服に変えて、在宅療養に向けての指導を開始しました。このとき「要介護2」でしたので、介護保険の再認定を申請しました。バルーンカテーテルの抜去も検討しましたが、結局、自力では尿が出なくて、バルーンカテーテルを継続するしかないということがわかりました。

この時点で、在宅療養はご本人に不安があり、奥様も積極的にやっていこうという気持ちにはなれなかったようでした。一月には日曜日に三回外出していただいて、どれぐらいできるかをみたのですが、このときに西原さんがはっきり言ったのは、「妻には、私のことを第一に考えて支援をしてほしい」ということでした。

昔から「男のロマンは、女の不満」といわれますが、まさに彼はそういう質《たち》の人と

思われました。ですから、周囲が羨《うらや》むほどよく夫婦喧嘩しておられたのは確かです。奥様がご自分で言われたので、私が言ってもいいと思うんですけれど、実際、私は西原さんと話すよりも、奥様と話している時間のほうが長かった。緩和ケアの現場で、医師の仕事は、患者さんと話すよりも、ご家族と話す時間のほうが長いことが多いです。患者さんには、それだけの体力も、それだけの状況も許されていないことが多いからです。

二月二〇日に、病院に中村先生たちも集まって退院前カンファレンス（在宅療養調整会議）が開催されましたが、私は時間がとれず、終わる間際に行って、ひと言「悪くなったら、いつでもうちがお引き受けします」と言いました。

退院「まだ大丈夫です。家でやれそうです」

二月二三日に、一日一回投与を目的とした徐放化オピオイド製剤30㎎/日のまま、自宅へ退院されました。ままというのは、彼はまだ痛みがとれていなかった。「モルヒネはよく効く」と理解している彼も、「モルヒネを増量していくことには抵抗がある」と、ずっと言っていました。「これぐらいの痛みなら、自分はＯＫだから、これ以上使わないでくれ」と。

ですから、このままで退院にもっていって、中村診療所、それから訪問看護ステーションにお願いしました。このすぐあと、中村先生のところで60㎎になっています。

三月二八日にご夫婦で、病棟主催の花見会に出席されました。そのときに西原さんは、「まだ大丈夫です。家でやれそうです」と話されました。

二回目の入院、大勢に会ってコミュニケート

ですが西原さんは病院に来たあとはすぐ悪くなるんです。

最初の受診時もそうでしたけれど、この三日後から、痰がからみ、咳が続いて息苦しい、食事もとれないということで入院依頼が、奥様から連携室にありました。私がここで確認したのは、主治医の中村先生の意向だけです。中村先生も、「入院でOK」と言っているので、そのまま入院としました。入院から三日後に内服困難のために中心静脈を確保して、モルヒネの持続静注にしました。

四月九日から一週間ほど、「身の置き所がない」という、そのつらさに対して、間欠的にレスキューが入るようになっています。バルーンカテーテルからはまったく尿

が出なくて、膀胱直腸ろうのため垂れ流しの状態になっています。それでも西原さんは牧師さんですから、四月のイースター礼拝には、リクライニングの車椅子で出席されています。

一三日ぐらいから非常に悪くなって、一度帰宅された奥様を「どうしてもそばにいてほしい」と呼び戻して、病院に泊まられます。その翌日から呼吸困難が増悪して、モルヒネを一日48㎎、持続静注で使いました。翌一五日は、多数の来訪者があって、私は部屋に入れないほどでした。

一六日から酸素が必要になり、このときもつらくなると、「レスキューをやってください」と。そして意識がしっかりしているときは、文字盤でのコミュニケーションを懸命にとっておられました。この二日後に朝から血圧が低下して、昏睡になって、一八日の夕方にお亡くなりになりました。

普通に地域の皆さんとやりたいこと、そのもの

以上、西原明さんとのかかわりをお話ししましたが、これは私どもが普通に地域の皆さんとやりたいと思っていること、そのものです。ホスピスに入ったら、それが最

期になるというふうには、少しも考えていません。いつでも、自宅にお帰ししたい、そして悪くなったらいつでも引き受けるようにしたいと思っています。非常に単純です。

終末期の在宅療養を支える医療モデルは、患者さんの気持ちとしては、できるだけ家にいたい。古い言葉でいえば「畳の上で死にたい」という、日本古来の考え方です。この考え方は、今でも六割の患者がもっていると言われています。家族には「ひょっとしたら家で看取ることになるのかな」、あるいは、「本人がこう思っているのだから、できれば家で看取りたい」といった気持ちがないとうまくいかない。しかし家族が一人だと厳しい。西原さんの奥様も、このへんが非常に迷われた点ではないかと思います。子どもたちに迷惑をかけたくないということもあったのではないでしょうか。

それを支えるために重要なのは、しっかりした在宅医療チームの存在です。

在宅主治医と病院医師と〝肩の力を抜いた〟補完連携

ホスピス・緩和ケア病棟は、在宅医療チームの後方で常に控えていればいい。私は、中村先生が在宅医である以上、私がしゃしゃり出る必要はないと考えていました。併診（二人の主治医がつくこと）の多くは、いのちの残り少ないがん患者さんを疲弊させるだけです。秋山さんが言ったように、「これから先は中村先生だけよ、ほかの先生の言うことを聞いちゃ駄目よ」という、まさにそれじゃないかなと。

まず在宅医療チームの判断を尊重する、これが基本です。一方、在宅至上主義も捨てて、肩の力を抜いた連携を考えるべきと思います。在宅医療チームの技量を、関係した患者さんの在宅死のパーセントで計ろうなんて考えていたら、息苦しくてたまらない。在宅もホスピスもともに選択肢のひとつであり、現実はなかなか思っているようにはいかないので、お互いが補完する関係がよいと思います。

死はいつも身近に、誰にでも平等にある そのことを認めあえる社会をもう一度つくりたい

ホスピス、あるいは緩和ケアを実践する場所というのは、この世とあの世を結ぶ橋だと思います。此岸と彼岸を結ぶ橋だと。橋には手すりが必要で、右の手すりが家族であれば、われわれ医療者は左の手すりとして患者さんとともに歩む。だけど、逝くのは一人。渡り切るのは一人きり。これが、根本の考え方ではないかと思います。

最近、ある雑誌に、「緩和ケアのみ実施した高齢者・末期腎不全の一例」という報告がありました。「八〇代後半の腎不全の患者が、腎透析をしないで、在宅と病院との連携のなかで死を迎えた」という報告です。これを見て、私は、緩和ケアという言葉もこういうふうに認知されるようになったんだなと思いました。ここにはがんは出てきません。

また、八〇、九〇歳になっても腎透析を考える医療は、日本だけでしか行なわれていないようです。それも医療保険でやるということへの素朴な疑問がやっと認知されてきたように思います。

いまは、palliative care といったら、「緩和ケア」と訳しますが、少し前までは「対症療法」と訳していました。対症療法と緩和ケアは、似て非なるものです。緩和ケアがこういうかたちで、がん以外の患者さんに使われるようになったということは、医療が少し変わってきているのかなと認識しています。

〝死を、人の営みのなかにある普遍的な一事象と認識する社会の再生をめざす〟こう言うと、ちょっと怖いですけど、でも、本当に今の世の中、「死んじゃいけない世の中」になりすぎているように思います。死というものはいつも身近に、誰にでも平等にあるのだから、「緩和ケアが実現できる地域づくり」という前に、死を人の世の生業と認めあえる社会をもう一回つくらなくてはと思います。

昔は、医療機関に経済的な理由でかかれなかったから、在宅死が多かった。かかれるような医療制度ができたために、死が身近なものから、病院で治療しなければならない「死んじゃいけない社会」をつくってしまったところに、大きな問題があると考えています。

シシリー・ソンダースが言ったように、ホスピスはモダン・ソーシャル・ムーブメント。死を自分たちの身近に取り戻す社会運動を実践する場だと思います。

救世軍ブース記念病院緩和ケア科医長

会場からの質問に答えて

医師（A）　患者さんのことで質問したいと思います。病院から退院した、ちょうどその日に往診した肺がん末期の患者さんに、「ほかは何でもないのだけど、腰が痛い」と言われ、書類上ではどうも転移はなさそうなので、その日にマッサージと指圧を私がしまして、だいぶよくなりました。ところが、そのあとにケアマネジャーから、「また具合が悪くなってご家族から連絡があるかもしれないけれど、来なくてよろしい」とファクスがきたのです。「患者さんやご家族が、『A先生は来なくていい』と言うんだったら納得するけど、あなたに指示されることじゃない」とケアマネジャーに電話したのです。会場にはケアマネジャーの方もいらっしゃるのではないかと思いますが、こういうことをどう考えるのでしょうか？

秋山　訪問診療をされている医師からの、実質的なお話ですが、西原さんのケアマネジャーだった西本さん、代表でケアマネジャーとしてのお立場を含めてお話ししていただけませんか？

ケアマネジャー（西本）　厳しいところに立たされている気がとてもするんですが（笑）。ケアマネジャーの一人として、非常に寂しい思いがいたしました。私自身は、医師や看護師と一緒に仕事をさせていただいているので、ファクスで「来なくていい」なんて、怖れ多いことはできません。ただ、ケアマネジャーはできてから一〇年の新しい職種で、医療的な知識・視点も必要であるなど課題が多く、厚労省も、その点に注目して、医療的な知識を身につけるための研修を展開しております。今後は地域での仲間づくりも含めてがんばっていきたいと思っていますが、答えになっておりますでしょうか。

秋山　中野区医師会としてはケアマネジャーの医療知識の向上を図るための研修を組んでいるそうですが、中村先生いかがですか？

中村　確かに変化の激しい疾患とか病状に関しては、先回りした考え方が必要で、難病やがんの末期について、医療依存度の高いケースのためのケアマネジャー研修を行なっています。徐々に理解されてきているとは思いますが、ご質問のケースは、医師会に照会があって、医師会でかかりつけ医の紹介をしたのです。私たち医者は、「患者さんを引き受けたら、状態によって定期的に診に来るよ」という思いでいるのですが、それが「病状がよくなったから、もう来なくていいよ」という誤解を生んでしまったのかもしれません。

最初に「病状が病状ですので、何かあれば呼んでください。変化がなくても毎週来ます」と家族・ケアマネジャーに伝えるなどして、医療・保険システムと医者の思いを理解してもらい、誤解を生まないような治療計画を呈示しておくことが大事かと思います。

秋山　ありがとうございます。関先生は、ホスピスに入られた西原さんに、介護保険の変更のことなど、結構在宅を勧めていらっしゃる様子ですが、こういう在宅の状態を見て、緩和ケアのお立場から、在宅にいる人たちの知識不足に対して、啓蒙に出ていかれるようなお考えはありますか?

関　日本と全然システムが違うイギリスでは、ホスピスに「この地域の緩和医療を担っているのはここだ」という自負があります。昼休みにはメーカー提供のサンドイッチを食べながら、「排便コントロール」のランチョンセミナーを行なったりして、緩和ケア教育をする場でもあるということですね。日本で、それがすぐに可能だとは思いませんが、うちの病院は、春と秋に、地域に開かれた勉強会を企画・開催しています。

ただ、手前味噌になりますけれども、私自身が「ご自宅に帰す」ことを前提としていますので、地域連携室が、うまく連携できるところを開拓してきてくれていることが大きいかと思います。うちのソーシャルワーカーは、かなり一生懸命やってくれています。ソーシャルワーカーが、「中村先生のところへ」というなら、中村先生にすべてお任せするという姿勢です。患者さんには、「最後には私どもがお引き受けします」と、それだけ保障しておけば、私どもの役割は果たせるのではないかと思っています。

秋山　がん治療病院と急性期病院、ホスピスとの関係は、受け手側の患者も、そこと地域をつなぐところで悩むと思いますが、そのへんはいかがですか？

関　今、国立がん研究センターも、「できるだけ併診でやっていきましょう」「早期から一緒に診ていきましょう」という流れにあるかと思います。けれども、これをやっていると患者さんは、どちらに頼ったらいいか悩みます。そしていろいろなことを聞いてきて、自分の耳にやさしいものだけを受け入れる。それが患者さんの心理です。そのへんのことを考えると、私は治療に希望をもっている限りは、私のところには来なくていいと、はっきり言ってしまうかもしれません。

私は、もともと腫瘍内科医で、二四年間、がんの診療をやっていましたので、どのへんまで治療できるかということを十分知っていると思っています。ですから、ことに最初の外来は、セカンドオピニオン外来としての機能ももっていると思っています。

この前も、「もう治療の手だてがない」と言われた患者さんが来たのですが、こんな治療をしたら、半年、一年は生きてもらえるかなと思いました。その患者さんを、緩和ケアで受けることはできません。

治療病院は、キャンサー・ボードをしっかり確立して、この患者さんに対して、今の医療レベルで何ができるのか、本当に緩和ケアしかないのかを確認してから提示すれば、今のような混乱は、多少なりとも改善していくんじゃないかと思います。

秋山　萩尾さんは、西原さんを通してメディアとしてもまた、一市民としても感じたことがあると思うのですが。

萩尾　亡くなったあとに、親しい者同士で、「結局、西原さんは、自分の死ぬ日だけが決められなかったんじゃないかな」という話をしたのです。最後までやりたいことをやって、周囲がそういう気持ちになれたのはよかったと思います。患者・家族に、いろいろな選択肢が見えるように示されたことが、よい結果につながったのではないでしょうか。今日、ここに集まっておられるのは、ほとんどが医療従事者の方で、ここで出た話は、世間的にはまだあまり見えていない世界だろうと思います。そのへんが少しずつ見えるようになっていくと、今後はいろいろな「楽しい締めくくり」が可能になるのではないかと思います。

秋山　私からは、西原明さんは、ただただ由記子さんの仕事が滞らないようにということを、願っておいでだったように見えました。だから、在宅での療養生活も「できるかな？」と逡巡されていた。明さんが、奥様のされている仕事の重みを感じていらしたからこその心配りがあったのではないかと思っております。

最後になりましたが、西原由記子さん、私たちに考えるチャンスをお与えいただきましてありがとうございました。

エピローグ――つながりは、点から線に、そして立体となって

二〇一〇年一〇月一日東京都民の日に、東京都功労者表彰を福祉・医療・衛生分野でいただきました。この日、名誉都民に選ばれた三人の方々には川崎病を発見し、診断治療にあたられた川崎富作先生もおられたのです。

それぞれの道で

功労者表彰では一二分野二六八人・団体を代表して二人が謝辞を述べ、その一人として私は、以下のようなメッセージを伝えました。

この栄えある表彰は、東京都内各所にて、それぞれの分野で、その専門性を発揮し、地道に努力してきた結果を評価くださったものと大変うれしく思います。

大都市東京のなかで多くの都民が、お互いを支え合って生きるために、行政とも力を合わせて、この困難な時代を切り開き、研鑽を続けるなかでのこの栄誉ある表彰に、身

が引き締まる思いです。

私は医療・介護のなかの、看護のなかで今後ますますニーズが高まる在宅分野の訪問看護を首都東京で続けてまいりました。病気があっても、障害があっても、自宅で暮らし続けたい方に看護を届ける仕事はまだまだ発展途上にあるといっても過言ではありません。

あとに続く後輩を増やし、都民の皆様の地域の中で、できたら自宅で暮らし続けたい、最後までの人生を全うしたいという願いを叶えるために、より一層の研鑽を続けてまいりたいと存じます。

また増え続けるがん患者と家族の相談支援にかかわる仕事も、在宅看護の発展的な仕事として、取り組んでいきたいと願っています。

今日の表彰にいたる長い道のりの陰で、ご支援ご助力くださいました多くの皆様に対する感謝の思いは、受賞者一同共通の思いでもありましょう。この場をお借りいたしまして、篤く御礼申し上げます。本日の表彰を機にそれぞれがそれぞれの道でさらに努力を重ね、平和で住みよい大都市東京の発展に今後とも貢献できることを念じ、表彰者一同を代表し、御礼のことばとさせていただきます。

思わぬところで「つながる力」の不思議

この日の夜、お祝い会が開かれ、北は秋田から南は熊本まで、いろいろな所での出会いから広がったネットワークのメンバー、一緒に働くスタッフから同業の訪問看護師たち、いつも一緒に働く在宅の医師、緩和ケア医、行政関係、報道関係から議員さんまで、駆けつけてくださいました。

人のつながりは、本当に不思議なものですが、思わぬところで、思わぬ人がつながっていることがわかると、そのネットワークの絆はより堅固になり、かつ柔軟になり、点から線に、線からネットを組んで面に、そして、はるか彼方の海の向こうまで、立体となってつながっていきます。

この日は、金沢赤十字病院の西村元一副院長のご紹介で、岡田圭さんとつながりました。岡田さんは、世界一の規模で高い質のケアを提供する、ニューヨーク訪問看護事業所の在宅ホスピスチームのチャプレンです。ともに写真家でもあり、人々のいのちの輝きを写し出した写真展や講演活動のために、日本とニューヨークを行き来している方です。そして、岡田さんは九・一一に際してのメッセージで朝日新聞の岡本峰子さん、在宅ケアの視察研修でニューヨークを訪ねた医療ジャーナリストの村上紀美子さんともつながっていることがわかり、さらにこのメンバーと「三〇年後の医療の姿を考える会」を通じてもつながっていることがわかりました。

道遠し、暮れの緊急訪問

大晦日から元日はいつも、スタッフに代わって私が緊急当番で、訪問に出ています。二〇一〇年の暮れは、病院から退院するときには「治ります」としか説明されていない、がん末期の患者さん（五〇代前半）が一気にターミナルに移行されて訪問していました。ご家族は予想もしない急変に戸惑いと怒りの声、それも当然と思います。でもご本人の「家がいい、家にいたい」というひと言で、次のエネルギーがわいてきて対処でき、訪問看護師をしていてよかったと、遠く除夜の鐘のなるなかで思った年越しでした。

在宅ケアにつながってから、初めてその人を中心にしたケアの一歩が踏み出されるのでは遅いのです。なぜこんなになるまで、十分に話し合うことができなかったのか？次から次へと抗がん剤を勧め、それでいっそう難しくなり、身も心もぼろぼろになった状態でご自宅に帰られる。緩和ケアの普及にはまだまだ道遠しの感があります。ただ私のほうは、若いときはついつい対立モードになって相手を非難し、つながりが切れてしまうこともありましたが、歳を重ねた分だけ、ちょっぴり大人の対応ができるようにもなりました。

新年に、百歳記念の花火

二〇一一年の新年は、山形県寒河江で開業している折居和夫先生が「自分の患者さんで百歳になった人にお祝いで花火を上げる」というので見に行きました。お誕生日を待たず、年越ししたら数えで百だからと、一月四日の打ち上げです。

この花火をめぐってもネットワークがつながりました。それは線香花火が打ち上げ花火に昇格していく様と似ているなあと思いました。北国山形のとても寒い季節なのに、この日花火に集まった皆は一つことに熱くなって、まわりにその熱が伝播していくのが見えるようでした。

折居先生から、花火の翌日に届いたメールです。

「今朝の新聞に載せていただきました。意外と大きい記事でした。小さなイベントだったのが、秋山さんたちお忙しい極みのお三人の、パッと決めてパッと飛び乗る閃きと行動力のお陰で、喜びと勇気をいただき、一五倍にふくらみました気分です」

自分を開き、まわりに好奇心のコミュニケーション

出会いに感謝し、つながる不思議、思いを素直に表現しつつ、フィードバックすることが、つながっていく秘訣なのかもしれません。ここにいたる自分の人生の中で、どれほどたくさんの人に出会い、影響を受け、そしてわずかながらこちらからも影響を与え、絆を深めていっていることか！

訪問看護は、人と人を結びつける調整力がないと仕事がうまくいきません。知らず知らずのうちに身につけたこの調整力が、つながる力の源になっていたのかもしれませんね。

自然に手が出てくるコミュニケーション、つい握手してしまう表情や、言葉かけ。相手に興味がないとそれは難しいし、自分を開示していかないと難しい。この原動力は、いつもまわりに好奇心をもって接していくプラス思考かなと思います。

「つながる力」と、そこから生まれるネットワークの広がりで、閉塞しがちな現状を打破できる方向を見出し、地域で安心して暮らせるように、そして人生の幕引きが

ちゃんとできるように、地域づくりに医療者もかかわっていきたいと思います。

一〇月一日のお祝い会には、夫と二人の子どもたちも加わりました。「しょうがないほど仕事中毒」の母親に少々あきれている子どもたちは、その母親がこんなに多くの方々に支えられているのだと知り、「こんな母ですが、変わらずよろしく」と挨拶してくれて、素直にうれしく思いました。

二冊目となったこの本も、多くの方々の力を借りて出版にいたることができました。ブレーンとしていつも知恵を授けてくださる村上紀美子さん、ドイツからの適切なアドバイスに感謝しています。編集校正の東尾愛子さん、医学書院の伊藤直子さん、『不思議な力』に続いて表紙をデザインしてくださったアイムの川崎由美子さん、推薦文を寄せてくださった山崎章郎先生、本当にありがとうございました。

二〇一一年一月　秋山正子

●初出一覧

本書に収載した以下の文章は、すでに発表された内容に加筆・修正を加えたもので、初出は次の通りです。

・小学校にて，子どもたちとの対話（訪問看護と介護，15巻9号，726－727, 2010）

・利用者さんのことがとても気にかかる（訪問看護と介護, 15巻11号, 902－903, 2010）

・コミュニケーションに極意はある？（訪問看護と介護，15巻8号, 652－653, 2010）

・気持ちのよい排泄のために（訪問看護と介護，第15巻7号，548－549, 2010）

・がんセンターの外来受診に同行して（訪問看護と介護, 第15巻3号, 212－213, 2010）

・連携にバリアあり！　忍者のごとく働こう（訪問看護と介護，第16巻1号，58－59, 2011）

・穏やかにしっかりと自分の考えを伝える（訪問看護と介護, 15巻5号, 376－377, 2010）

・ディスカッションができる力（訪問看護と介護，15巻6号，462－463, 2010）

・生活のなかで，患者・家族の相談ごと（訪問看護と介護，15巻4号, 304－305, 2010）

・患者が自分の力を取り戻せる空間と人――マギーズセンターのこと（訪問看護と介護，第15巻11号，860－863, 2010）

・自立した暮らしと「看取り介護休暇」――デンマークにて（訪問看護と介護，第15巻12号，1004－1005, 2010）

・「くれない症候群」から自立へ（訪問看護と介護，第15巻10号，814－815, 2010）

・友を見送って（訪問看護と介護，第16巻2号，138－139, 2011）

・第四章　健やかに暮らし，安心して逝くために（訪問看護と介護，第15巻2号，115－130, 2010）

秋山正子●あきやままさこ

(株)ケアーズ代表取締役、白十字訪問看護ステーション・白十字ヘルパーステーション統括所長

秋田県生まれ。1973年聖路加看護大学卒業。日本バプテスト病院（産婦人科病棟)、大阪大学医療技術短期大学看護学科助手、日本バプテスト看護専門学校専任教員を経て、1992年より医療法人春峰会白十字訪問看護ステーションに勤務。2001年に有限会社ケアーズを設立（2006年、株式会社に商号変更)、現職に就任。新宿区を中心に訪問看護・居宅介護支援・訪問介護事業を展開。2011年7月、「暮らしの保健室」設立・室長。NPO法人白十字在宅ボランティアの会理事長、30年後の医療の姿を考える会会長、ささえる医療研究所東京支部長。

ほかに、東京女子医大看護学部非常勤講師、新宿区介護保険認定審査委員（座長)、新宿区地域保健医療体制整備協議会委員、新宿区介護サービス事業者協議会副会長、新宿区地域看護業務連絡会副会長、東京都ナースプラザ運営委員を務める。2009年8月より厚生労働省「チーム医療の推進に関する検討会」委員。2009年11月社会貢献支援財団より、「平成21年度社会貢献者」として表彰。2010年10月東京都より、「平成22年度東京都功労者」として表彰。2011年4月日本看護協会他より、第8回ヘルシー・ソサエティ賞。2012年11月医療の質・安全学会より「暮らしの保健室」の取り組みに対し、第6回新しい医療のかたち賞。
著書：『在宅ケアの不思議な力』（医学書院)、『在宅ホスピスケアを始める人のために』『系統看護学講座〈統合分野〉在宅看護論 第3版』（医学書院、いずれも共著）ほか。

在宅ケアのつながる力
発　行　2011年2月15日　第1版第1刷Ⓒ
　　　　2014年9月15日　第1版第2刷
著　者　秋山正子《あきやままさこ》
発行者　株式会社　医学書院
　　　　代表取締役　金原　優
　　　　〒113-8719　東京都文京区本郷1-28-23
　　　　電話　03-3817-5600(社内案内)
印刷・製本　山口北州印刷

ISBN978-4-260-01340-6